AF842164

Virtuelle Realität in der Psychotherapie

Fortschritte der Psychotherapie
Band 97

Virtuelle Realität in der Psychotherapie

Dr. Theresa Wechsler, Prof. Dr. Andreas Mühlberger

Theresa Wechsler
Andreas Mühlberger

Virtuelle Realität in der Psychotherapie

hogrefe

Dr. Theresa Wechsler, geb. 1986. 2005–2011 Studium der Psychologie in Bamberg und Erlangen. 2011–2017 Wissenschaftliche Mitarbeiterin am Max-Planck-Institut für Psychiatrie in München. 2016 Approbation als Psychologische Psychotherapeutin und Erwerb der Fachkunde für Verhaltenstherapie für Erwachsene. 2019 Erwerb der erweiterten Fachkunde für Verhaltenstherapie bei Kindern und Jugendlichen. 2019 Promotion. Seit 2017 Wissenschaftliche Mitarbeiterin bzw. Akademische Rätin am Lehrstuhl für Klinische Psychologie an der Universität Regensburg sowie dort Stellvertretende Leitung der Hochschulambulanz für Psychotherapie.

Prof. Dr. Andreas Mühlberger, geb. 1970. 1992–1997 Studium der Psychologie in Würzburg. 1998–2001 Forschungsstipendiat an der Graduiertenschule Neurobiologie an der Eberhard-Karls-Universität Tübingen. 2001 Promotion. 2001–2012 Wissenschaftlicher Mitarbeiter und Akademischer Rat am Lehrstuhl für Biologische Psychologie, Klinische Psychologie und Psychotherapie der Julius-Maximilians-Universität Würzburg. 2007 Habilitation und Approbation als Psychologischer Psychotherapeut (Verhaltenstherapie). Seit 2012 Professor für Klinische Psychologie und Psychotherapie an der Universität Regensburg.

Bibliografische Information der Deutschen Nationalbibliothek
Die Deutsche Nationalbibliothek verzeichnet diese Publikation in der Deutschen Nationalbibliografie; detaillierte bibliografische Daten sind im Internet über http://dnb.dnb.de abrufbar.

Hogrefe Verlag GmbH & Co. KG
Merkelstraße 3
37085 Göttingen
Deutschland
Tel. +49 551 999 50 0
info@hogrefe.de
www.hogrefe.de

Satz: Sina-Franziska Mollenhauer, Hogrefe Verlag GmbH & Co. KG, Göttingen
Druck: mediaprint solutions GmbH, Paderborn
Printed in Germany

1. Auflage 2026

(E-Book-ISBN [PDF] 978-3-8409-3222-9; E-Book-ISBN [EPUB] 978-3-8444-3222-0)
ISBN 978-3-8017-3222-6
https://doi.org/10.1026/03222-000

Inhaltsverzeichnis

Vorwort

Die Erforschung von Virtueller Realität (VR) im psychotherapeutischen Kontext begann in Deutschland wie auch in anderen Ländern schon in den 1990er Jahren. Heute stehen wir am Beginn des Einsatzes von VR in der psychotherapeutischen Regelversorgung. Die S3-Leitlinie zur Behandlung von Angststörungen empfiehlt bereits VR-Exposition bei der Behandlung von Spezifischen Phobien und Sozialer Phobie. Erstmals 2023 beschreibt auch der „Wegweiser zur Erbringung psychotherapeutischer Leistungen“ der Kassenärztlichen Vereinigung Bayern (KVB) die VR-Exposition als Bestandteil des Psychotherapieverfahrens Verhaltenstherapie.

Neben der VR-Exposition bei Spezifischer und Sozialer Phobie bieten bisher entwickelte psychotherapeutische VR-Programme weitreichende Möglichkeiten auch bei anderen psychischen Störungen: Neben der VR-Exposition z. B. bei Posttraumatischer Belastungsstörung (PTBS), Zwangs- oder Essstörungen reichen diese von Entspannungstrainings in VR über virtuelles soziales Kompetenztraining bis hin zur Externalisierung von akustisch-verbalen Halluzinationen. Aufgrund der enormen organisatorischen, logistischen und therapeutischen Vorteile der Durchführung der Methoden in VR ist zu prognostizieren, dass VR als psychotherapeutisches Werkzeug aus der Psychotherapie bald nicht mehr wegzudenken sein wird.

Regensburg, Februar 2025

Theresa Wechsler und
Andreas Mühlberger

1 Beschreibung von Virtueller Realität (VR)

1.1 Definition

Immersion und Interaktion sind die zentralen Elemente von VR

Charakteristika. Die zentralen Merkmale von Virtueller Realität (VR) sind (1) eine *immersive* Darstellung, die die Nutzenden umgibt und von der realen Außenwelt abschottet (d.h., sie können multimodal, möglichst mit allen Sinnen in die VR eintauchen) und mit der sie (2) in Echtzeit *interagieren* können (d.h., sie können sich in ihr umsehen und bewegen, Gegenstände in die Hand nehmen oder mit virtuellen Menschen sprechen). Es handelt sich somit um eine spezielle Art der Mensch-Computer-Interaktion (MCI; englisch: human-computer interaction [HCI]), in deren Rahmen Nutzer:innen Informationen mit dem Computer austauschen, der die VR steuert. Ziel einer VR ist es, die Nutzenden in einer simulierten Umgebung präsent sein zu lassen, ihnen also das Gefühl zu geben, „dort zu sein". Zudem wird VR als (3) *computergenerierte, dreidimensionale Umgebung* definiert, d.h., dass sie auf Grundlage eines Computermodells einer virtuellen Welt mit festgelegten Eigenschaften der dort realisierten Objekte erzeugt wird. Die VR wird (4) auf die *Betrachter:innen zentriert* präsentiert, d.h., dass die Nutzenden die VR typischerweise aus der Ersten-Person-Perspektive (auch: egozentrisch, first person perspective) wahrnehmen.

Computergenerierte und auf die Betrachter:innen zentrierte Darstellung

Merke

Virtuelle Realität wird auch als Virtualität bezeichnet. Der Modus der Durchführung psychotherapeutischer Interventionen in der virtuellen Realität wird auch „in virtuo" genannt, also z.B. „Spinnenexposition in virtuo".

3D- und 360°-Videos sind keine VR im eigentlichen Sinne

Abgrenzung zu 3D-Filmen und 360°-Darstellungen. Die Begriffe „VR" oder „virtuell" wurden insbesondere in der Vergangenheit oft auch für solche Anwendungen genutzt, die nicht der Definition von VR als immersiv und interaktiv entsprechen, z.B. bei 3D-Filmen, die auf einem Bildschirm oder im Kino präsentiert werden. Während der Betrachtung eines 3D-Films ist keine Interaktion mit der Umgebung oder den Filmfiguren möglich. Bei 3D-Darstellungen auf einem Computerbildschirm, in denen sich Patient:innen per Tastendruck bewegen, ist zwar eine Interaktivität vorhanden, es fehlt jedoch der immersive Charakter. Die Patient:innen tauchen nicht umfassend in die VR ein, sondern die reale Umgebung um den Bildschirm herum bleibt präsent. In der Literatur wird für diese Anwendungen teilweise der Begriff einer „nicht immersiven VR" verwendet, es handelt sich den gängigen Definitionen entsprechend aber nicht um VR im eigentlichen Sinne. Dies trifft auch auf 360°-Videos (z. B. in VR-Brillen) zu. Während der Betrachtung sind die Nutzenden zwar von der realen Umgebung abgeschottet und können sich in alle Richtungen umsehen, jedoch fehlt die Möglichkeit zur Echtzeitinteraktion mit dargestellten Gegenständen und Personen.

Augmented Reality integriert virtuelle Reize in eine reale Umgebung

Abgrenzung zu Augmented Reality, Augmented Virtuality und Mixed Reality. VR definiert sich darüber, dass ausschließlich virtuelle Inhalte dargestellt werden. Beispielsweise wird für eine Spinnenexposition in VR ein virtueller Kellerraum mit virtuellen Spinnen genutzt. Im Vergleich dazu ist die Augmented Reality bzw. Augmentierte Realität (AR) definiert als eine Anreicherung der realen Umgebung durch virtuelle Inhalte. Im Rahmen einer Spinnenexposition in AR würden Patient:innen also beispielsweise ein reales Therapiezimmer betrachten, in das mittels einer AR-Brille eine simulierte (nicht reale) Spinne projiziert wird, wobei das reale Therapiezimmer weiterhin sichtbar bleibt. Alternativ zu teiltransparenten AR-Brillen kann die reale Umgebung durch Kameras an der VR-Brille oder am Smartphone erfasst, durch einzelne visuelle Reize (wie z. B. eine Spinne) angereichert und dann das neue Bild über die VR-Brille präsentiert werden. Patient:innen sind dabei jedoch vorwiegend in der realen Umgebung „präsent".

Augmented Virtuality integriert reale Reize in eine virtuelle Umgebung

In einer Augmented Virtuality bzw. Augmentierten Virtualität (AV) wird ebenfalls die Realität einbezogen, es überwiegen jedoch im Vergleich zur AR die virtuellen Reize. Beispielsweise könnte der:die reale Psychotherapeut:in gefilmt und in eine virtuelle Umgebung integriert werden, wie z. B. in eine virtuelle Gondel in einem virtuellen Bergszenario im Rahmen einer Höhenexposition in AV. In dieser Form ist der:die Patient:in vorwiegend in der Virtualität präsent, die durch reale Inhalte angereichert wird.

Sammelbegriffe: Mixed Reality und Extended Reality

Der Begriff „gemischte Realität" bzw. „Mixed Reality" (MR) bezeichnet die Vermischung von realen und virtuellen Inhalten. Schließlich gibt es noch den Begriff der Extended Reality (XR), wobei die XR das gesamte Spektrum zwischen physischer Realität und virtueller Realität umfasst und als Sammelbegriff für AR, VR und MR verwendet wird. In diesem Buch werden wir uns auf VR und deren Nutzung für die Psychotherapie fokussieren.

1.2 Technische Umsetzung

Im Folgenden wird die technische Umsetzung von VR genauer beschrieben, so wie sie in psychotherapeutischen Settings typischerweise genutzt wird (vgl. Abbildung 1). Die Nutzenden der VR sind dabei die Patient:innen.

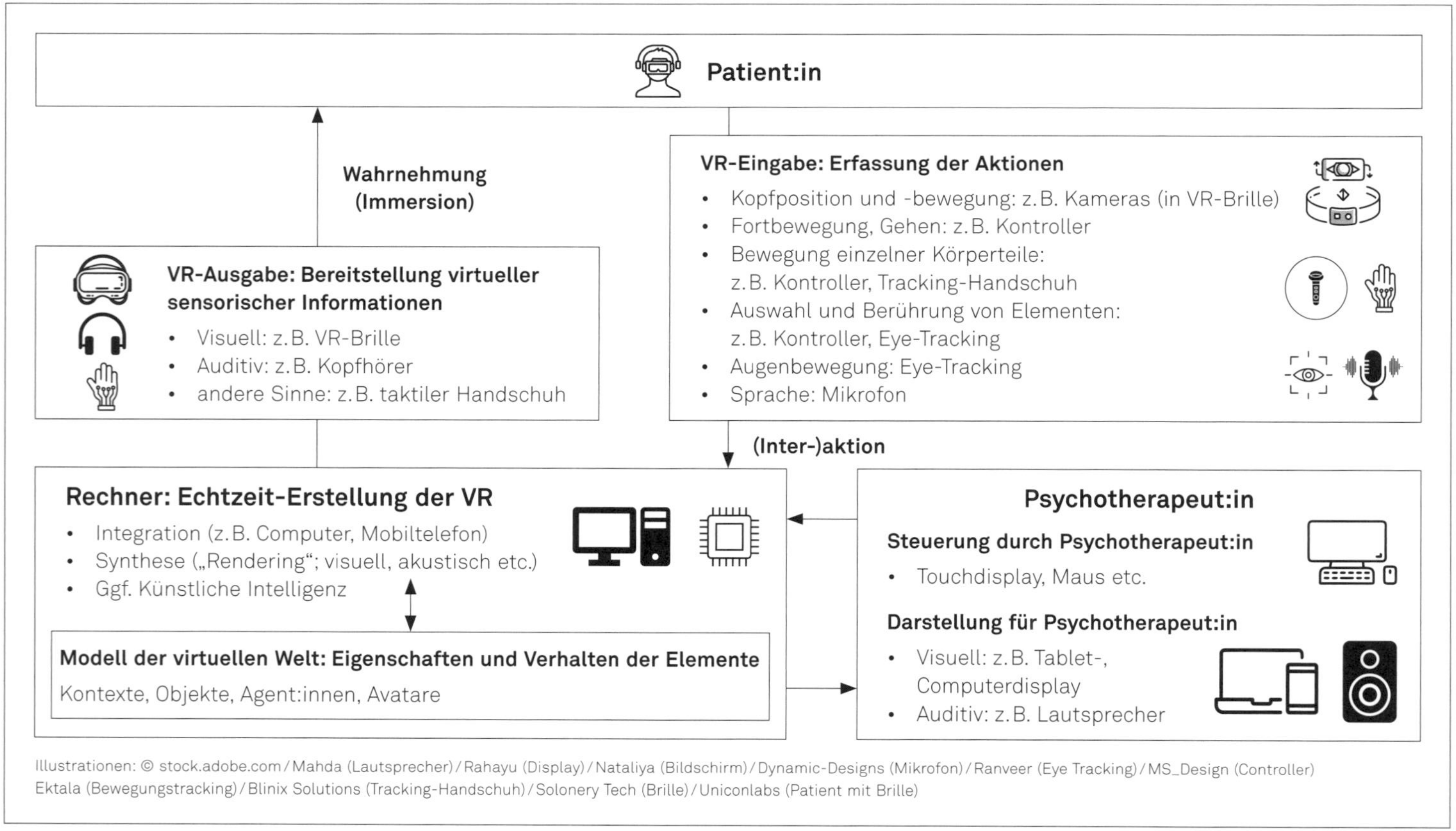

Abbildung 1: Prozesse in der Anwendung von VR im Rahmen von Psychotherapie

Bereitstellung sensorischer Informationen

Damit Patient:innen die VR erleben können, werden durch Ausgabegeräte entsprechende Sinnesreize erzeugt. Es gibt visuelle, akustische, somatosensorische und olfaktorische Ausgabegeräte, die die entsprechenden Sinnesorgane stimulieren und die Inhalte der VR multisensorisch darstellen.

Visuelle Darstellung meist über VR-Brillen

Für die visuelle Präsentation werden meist VR-Brillen (auch Head-Mounted Display [HMD]) genutzt. In diesen sehen Patient:innen die virtuelle Welt über kleine Bildschirme direkt vor ihren Augen. Für die stereoskopische Darstellung wird für jedes Auge ein leicht abweichendes Bild präsentiert. Durch eine eingebaute Positions- und Bewegungserfassung wird die Darstellung der virtuellen Welt an die Bewegungen der Patient:innen angepasst. Eine weitere Variante eines visuellen Ausgabegeräts ist eine *Cave Automatic Virtual Environment* (CAVE; deutsch: höhlenartige, automatische virtuelle Umgebung). Eine CAVE besteht aus einer drei- bis sechsseitigen, würfelförmigen Anordnung von Displays oder von Projektionsflächen, auf die durch Beamer eine virtuelle Umgebung projiziert wird.

Präsentation akustischer Reize meist über Kopfhörer

Damit die Nutzenden die VR hören können, werden akustische Ausgabegeräte eingesetzt. Durch an der VR-Brille angebrachte Lautsprecher (Kopfhörer) oder Lautsprecher im physischen Raum können Umgebungsgeräusche der VR oder die Stimmen virtueller Menschen präsentiert werden. In der Psychotherapie kann z. B. im Rahmen von Expositionsbehandlungen bei Höhenangst Höhenwind oder bei Vortragsangst das Tuscheln eines virtuellen Publikums akustisch dargestellt werden.

Darstellung haptischer, taktiler oder propriozeptiver Reize ebenfalls möglich

Auch haptische, taktile und propriozeptive Reize können in VR simuliert werden. Eine einfache Möglichkeit zur taktilen Stimulation kann die Nutzung eines vom VR-Rechner angesteuerten Ventilators zur Windsimulation während einer VR-Höhenexposition sein. Einige Anwendungen nutzen auch Basslautsprecher zur Erzeugung von Vibrationen, um z. B. die Vibrationen eines Flugzeugs bei Flugexposition erlebbar zu machen. Neben weiteren technischen Geräten wie Handschuhen, die taktile Informationen vermitteln, können auch Bewegungsplattformen, auf denen die Patient:innen Platz nehmen, z. B. für Flug- oder Autofahrsimulationen benutzt werden. Hier werden haptische und vestibuläre Informationen durch translationale Bewegungen, Rotationen oder Vibrationen spürbar. Zur haptischen Stimulation können auch reale Gegenstände (physische Attrappen) verwendet werden, die die Patient:innen ertasten können. Beispielsweise kann eine Plastikspinne zur Ergänzung der visuellen Darstellung einer virtuellen Spinne im Rahmen einer VR-Spinnenexpositionstherapie eingesetzt werden, ein physisches Holzgeländer im Rahmen einer Höhenangstexposition oder ein künstlicher Rasen im Rahmen einer VR-Entspannungsintervention. Wenn diese Gegenstände nicht vom VR-Rechner erfasst bzw. angesteuert werden können, müssen sie von dem:der Psychotherapeut:in an einem geeigneten Ort im realen Raum in Übereinstimmung mit der visuellen Darstellung der VR platziert werden.

Abbildung 2 zeigt, wie eine VR-Höhenexposition aussehen kann. Für eine umfassende Abdeckung der Sinne (Immersion) wurden eine visuelle Stimulation mittels VR-Brille, eine akustische Stimulation (z.B. Knarren der Seilkonstruktion des Turms) mittels Kopfhörer, eine haptische Stimulation mittels Holzgeländer und eine taktile Stimulation (Höhenwind) mittels Ventilator umgesetzt.

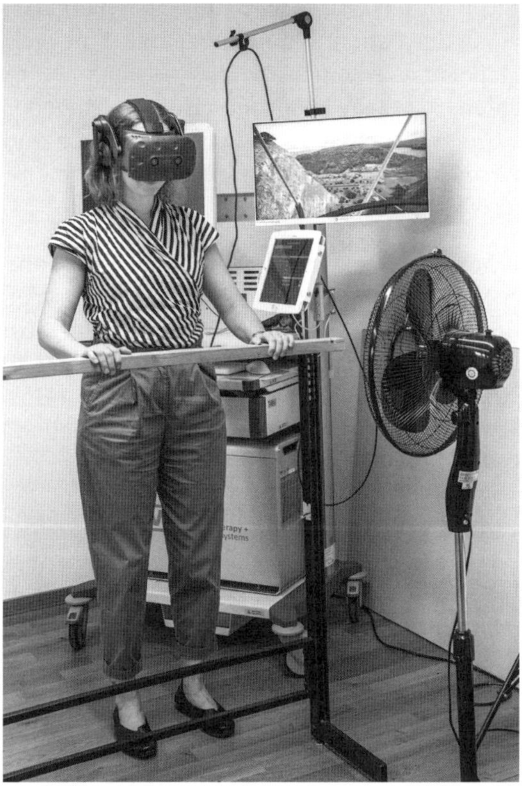

Abbildung 2: Multisensorische VR-Höhenexposition (Abdruck erfolgt mit freundlicher Genehmigung von Theresa Wechsler und Manuel Roeben für das Foto und VTplus GmbH für das abgebildete VR-Szenario)

Präsentation olfaktorischer Reize

Neueste Anwendungen integrieren auch Gerüche in psychotherapeutische VR-Interventionen. Eine an die visuelle Darstellung der VR gekoppelte Abgabe von Gerüchen erfolgt dabei durch ein Olfaktometer, das über die VR-Software angesteuert wird. Hierbei stellen die Verfügbarkeit (flüssiger) Duftstoffe, deren Dosierung sowie die Verflüchtigung bzw. Anreicherung von Gerüchen im Raum noch Herausforderungen dar. Als Annäherung an eine automatisierte Abgabe können Düfte auch „händisch“ im Raum versprüht oder verdampft werden oder Duftröhrchen an der VR-Brille angebracht werden. Beispiele sind die Applikation von Lavendelduft mit einem Diffusor in einer VR-Entspannungsintervention oder die Freisetzung verschiedener an die visuell-akustische Simulation gekoppelter Gerüche wie brennendes Gummi, Diesel oder Schießpulver während einer VR-Traumakonfrontation.

Erfassung der Aktionen der Patient:innen

Erfassung der Rotation und Position des Kopfes

Um die Darstellung der VR an die Kopfbewegungen der Patient:innen anzupassen, wird ein Kopf-Tracking-System als Eingabegerät genutzt. Dieses arbeitet entweder über Sensoren, die in der VR-Brille integriert sind, oder mit zusätzlichen Geräten (z. B. Tracking-Boxen) im physischen Raum. Sie erfassen Kopfrotationen (Drehen, Nicken, Neigen) und Positionsveränderungen (vor/zurück, links/rechts, hinauf/hinunter) im physischen Raum – was als 6DOF (six degrees of freedom) bezeichnet wird. Somit erkennt das System das aktuelle Sichtfeld der Patient:innen, ob sie sitzen, stehen oder sich bücken und wohin sie sich im realen Raum bewegen. Die Informationen werden verwendet, um die Darstellung der VR in den Ausgabegeräten in Echtzeit anzupassen. Beispielsweise wird in der VR-Brille immer der Ausschnitt der virtuellen Umgebung angezeigt, den Patient:innen entsprechend ihrem aktuellen Sichtfeld auch in einer realen Welt sehen würden. Patient:innen können sich so im virtuellen Raum umsehen, umdrehen, hinsetzen, aufstehen und sich fortbewegen. Auch akustische, olfaktorische und somatosensorische Reize können an eine Positionsveränderung des:der Patient:in angepasst werden, z. B. können Geräusche oder Gerüche bei Annäherung an ein virtuelles Objekt intensiver werden.

Wie können sich Patient:innen in der VR fortbewegen?

In der VR gibt es prinzipiell drei Möglichkeiten der Fortbewegung:

1. die *programmgesteuerte Fortbewegung ohne Einflussnahme durch Patient:in oder Psychotherapeut:in* (in der Software ist eine Veränderung des Standpunkts einprogrammiert, z. B. eine programmgeführte Fortbewegung in den nächsten Raum, sobald der:die Patient:in einen bestimmten Punkt im Raum erreicht),
2. die *eingabeabhängige Fortbewegung, veranlasst durch Patient:in oder Psychotherapeut:in* (Veränderung des Standpunkts über Eingaben, z. B. mittels Controller, Touch-Display),
3. die *physische Fortbewegung des:der Patient:in* (die Körperbewegung im realen Raum wird über das Tracking-System auf den Standpunkt in der VR übertragen).

Nutzung eines Controllers

Als weiteres Eingabegerät können die Patient:innen über einen Controller verfügen, mit dem sie sich in der VR fortbewegen oder Gegenstände auswählen und greifen können. Mit diesem können sich Patient:innen über weitere Strecken fortbewegen, als dies mittels Positions-Tracking und physischem Gehen möglich wäre. Die Fortbewegung wird dabei entweder kontinuierlich oder „in Sprüngen" umgesetzt (vgl. Kapitel 7.6.5 zur Cybersickness-Prävention). Patient:innen können mit einem Controller auch auf Positionen in der VR zeigen und sich dorthin „teleportieren" oder sie können auf Gegenstände in der VR zeigen und eine Taste drücken, um Aktionen auszulösen, z. B. diese zu greifen.

Erfassung der Position der Hände und weiterer Körperteile

Je nach VR-Software können Controller auch getrackt (also deren Position und Ausrichtung und somit die der Hand des:der Patient:in erfasst) werden und z. B. an der Stelle des Controllers eine virtuelle Hand („Hand-Avatar") eingeblendet werden. Patient:innen können so z. B. ihre Hände in Richtung einer virtuellen Spinne bewegen und diese auf die Hand nehmen. Durch das Tracking von einzelnen Körperteilen oder des gesamten Körpers können die Freiheitsgrade erhöht werden, wobei letzteres auch als *full body tracking* bezeichnet wird.

Können Patient:innen in VR etwas anfassen?

Prinzipiell sollten Patient:innen mit der VR interagieren können, also z. B. auf den Etagenknopf in einem Aufzug drücken oder eine Spinne berühren können. Zur Umsetzung gibt es verschiedene technische Möglichkeiten: (1) die *Nutzung eines Controllers,* den Patient:innen in der Hand halten und der mittels verschiedener Eingabetasten Interaktionen mit der Umgebung ermöglicht, oder (2) die *Nutzung von Hand-Tracking* (z. B. mittels Handschuh), wobei Patient:innen Gegenstände durch eine Greifbewegung aufnehmen oder aktivieren können.

Erfassung weiterer Modalitäten wie Blickfokus und Sprache

Neben der Erfassung des Blickfeldes der Patient:innen über die Ausrichtung und Position des Kopfes können mittels eines in die VR-Brille integrierten Eye-Trackers auch Augenbewegungen und der genaue Blickfokus gemessen werden. Weiterhin können mittels Mikrofon Sprache und Stimme erfasst werden, also z. B., ob ein:eine Patient:in einen virtuellen Menschen anspricht und in welcher Tonlage. Darüber hinaus ist auch die Erfassung der Mimik oder physiologischer und biologischer Maße möglich.

Modell der virtuellen Welt

3D-Modelle von Räumen, Gegenständen, Tieren und Menschen

Grundlage von VR ist ein Modell der virtuellen Welt, das die darin befindlichen Objekte und deren Verhalten festlegt. Die Objekte (Räume, Gegenstände, Tiere, Menschen etc.) werden als dreidimensionale Modelle (3D-Modelle) erstellt. Dabei können Fotos oder Videos, Daten von Laser-Scannern oder Geodaten einbezogen werden, wobei die damit generierten 3D-Objekte zur Nutzung in VR-Welten aufbereitet werden müssen (vgl. Abbildung 3). Weiterhin können Daten aus Systemen zur Bewegungserfassung (Motion Capture) zur Animation von virtuellen Tieren oder Menschen genutzt werden. Teilweise werden auch 360°-Videos als Teil einer virtuellen Welt genutzt, in die dann noch 3D-Objekte integriert werden.

Abbildung 3 zeigt, wie reale Objekte und Situationen in VR erlebbar gemacht werden können (oben: der Tetraeder bei Bottrop in der Realität; unten: Tetraeder in VR).

Agent:innen sind künstlich geschaffene virtuelle Menschen

Virtuelle Agent:innen sind künstlich erschaffene Objekte („Entitäten"), die im Modell der VR festgelegt sind und deren Aussehen und Verhalten menschliches Aussehen und Verhalten nachbilden, die aber durch Computer gesteuert werden. Sie werden auch Nicht-Spieler-Charaktere (englisch: non-player characters [NPCs]) oder algorithmisch kontrollierte Charaktere (englisch: algorithmic controlled characters [ACCs]) genannt. Es können Agent:innen unterschiedlichen Alters erstellt und deren Aussehen, Kleidung (z.B. Jeans und T-Shirt, Business-Outfit) und Verhalten (z.B. blinzeln, auf einem Stuhl herumrutschen, telefonieren) festgelegt werden. Agent:innen können auch mit Patient:innen in VR interagieren und vorprogrammierte Handlungen ausführen, z.B. auf einen:eine Patient:in zugehen und Blickkontakt aufnehmen. Sie können außerdem Patient:innen in VR ansprechen bzw. ihnen antworten. Dabei ist es aktuell so, dass Sprachelemente der virtuellen Agent:innen meist vorher aufgezeichnet worden sind und durch Informationen aus Eingabegeräten ausgelöst werden. So kann z.B. ein Agent Patient:innen begrüßen, wenn diese Blickkontakt mit ihm aufnehmen. Neben aufgezeichneten Sprachelementen können diese auch über ein Mikrofon live eingesprochen werden (z.B. durch den:die Psychotherapeut:in). Durch Einbindung von AI-Technologie (Artificial Intelligence; deutsch: Künstliche Intelligenz [KI]) werden zukünftig auch freie Echtzeitdialoge von therapeutischem Wert mit Agent:innen möglich sein.

Avatare sind Repräsentationen echter Personen in VR

In VR können auch *Avatare* (auch: von Menschen kontrollierte Charaktere; englisch: human controlled characters [HCCs]) integriert werden, die reale Personen repräsentieren und auch von diesen gesteuert werden. Beispielsweise kann ein Avatar für eine bestimmte Patientin implementiert werden, dessen Aussehen beliebig gestaltet bzw. ausgewählt werden kann. Der Avatar (virtuelle Körper) bewegt sich im virtuellen Raum entsprechend der Bewegung der realen Person im realen Raum – ein entsprechendes Tracking der Person vorausgesetzt. So ist z.B. ein virtuelles Händeschütteln zwischen dem Patient:innen-Avatar und einem:einer Agent:in möglich. In einer VR im Multiplayer-Modus kann neben einem Avatar für einen:eine Patient:in auch zusätzlich ein Avatar für einen:eine Psychotherapeut:in oder für weitere Patient:innen im Rahmen einer virtuellen Gruppentherapie implementiert werden.

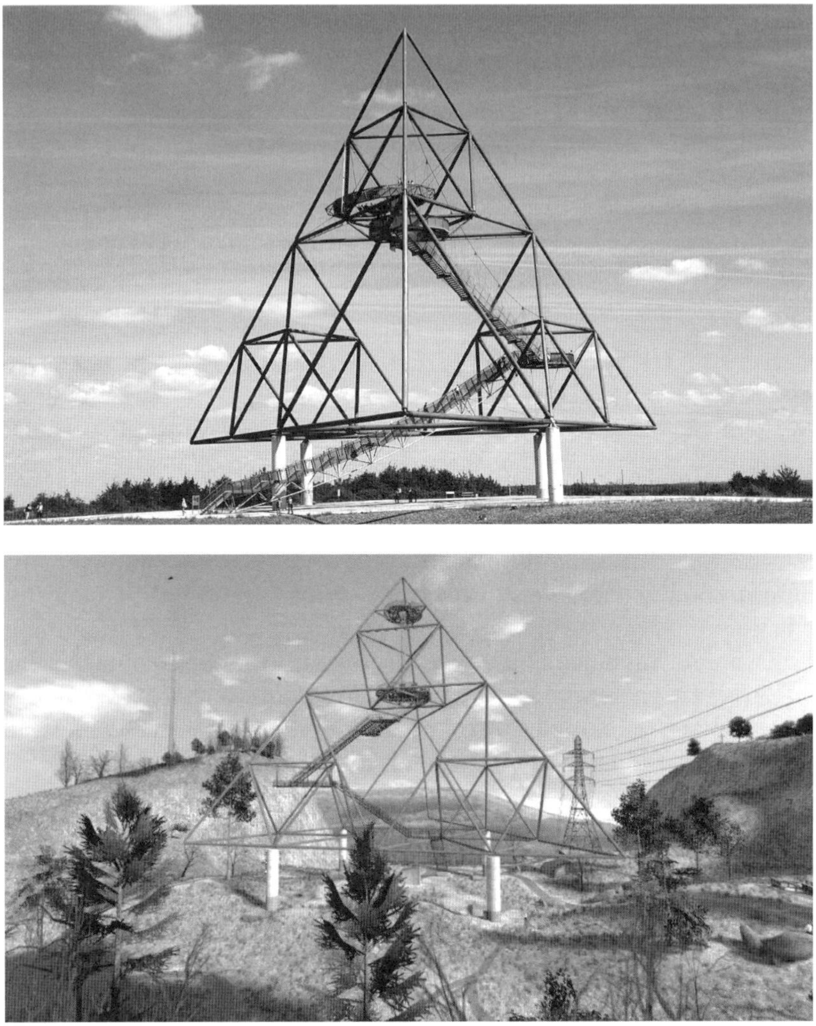

Abbildung 3: Realer und virtueller Aussichtsturm (Foto oben: Frank Vincentz, Abdruck erfolgt unter der Lizenz CC BY-SA 3.0; Screenshot unten: Abdruck erfolgt mit freundlicher Genehmigung von VTplus GmbH)

Ist der:die Psychotherapeut:in auch in der VR?

Eine virtuelle Umgebung kann prinzipiell von mehreren Personen betreten werden. Für psychotherapeutische Anwendungen wird VR derzeit aber vorrangig im „Singleplayer-Modus" (deutsch: Einzelspielermodus; d.h.

eine VR für nur eine Person) genutzt, in der sich nur der:die Patient:in befindet, während der:die Psychotherapeut:in die Person von außerhalb der VR beobachtet und anleitet.

Berechnung und Echtzeit-Erstellung der VR

Zentrale Datenverarbeitung und Rendering

Eine zentrale Datenverarbeitung (Computer) verbindet die Ein- und Ausgabegeräte miteinander und sendet aus dem Modell der virtuellen Welt genau den Ausschnitt an die Ausgabegeräte (z.B. VR-Brille und Kopfhörer), den die Patient:innen entsprechend den Informationen aus den Eingabegeräten (Ausrichtung, Position und Aktionen) gerade wahrnehmen sollen. Die Synthese der jeweils aktuell zu präsentierenden Inhalte (das „Rendering“) erfolgt in Echtzeit über spezielle Software (z.B. sogenannte *Game Engines*).

Kontrolle und Steuerung durch Psychotherapeut:innen

Möglichkeiten zur Kontrolle und Steuerung der VR von außen

Mittels Kontroll- und Steuersystem können Psychotherapeut:innen in die VR eingreifen und diese steuern. Ein solches System besteht typischerweise aus einem Kontroll-Display (PC-, Tablet- oder Smartphone-Display) zur Darstellung der virtuellen Umgebung, wie sie der:die Patient:in sieht, und ggf. einem Lautsprecher oder Kopfhörer zur Wiedergabe der Geräusche in der VR. Weiterhin wird ein Eingabegerät zur Steuerung der Inhalte der virtuellen Welt und deren Anpassung für psychotherapeutische Ziele benötigt (z.B. Touch-Display, Maus, Tastatur). Im Rahmen einer Spinnenexposition kann ein:eine Psychotherapeut:in so z.B. die Annäherung eines:einer Patient:in an eine virtuelle Spinne auf dem Kontroll-Display mitverfolgen und schrittweise den Bewegungsradius oder die Größe der Spinne verändern, um den Schwierigkeitsgrad anzupassen. Je nach Software lassen sich VR-Szenarien auswählen oder wechseln, die Position in dem VR-Szenario verändern („teleportieren“), Inhalte modulieren (z.B. die Umgebungsgeräusche, die Lichtstimmung, die Anzahl anwesender Menschen) oder Inhalte ein- oder ausschalten (z.B. Turbulenzen in einer Flugsimulation, einen Vogelschwarm in einem Höhenszenario oder Fahrgäste in einer U-Bahn).

Gibt die VR Daten zum Verlauf einer Intervention aus?

Für eine Nachbesprechung oder die Dokumentation der Behandlung kann es hilfreich sein, Situationen oder Reaktionen in der VR aufzuzeichnen. Wichtig ist dabei immer die Synchronisation der Daten, damit z.B. ein Angst-Rating auch einer Situation zugeordnet werden kann. Dazu können z.B. Screenshots eines VR-Szenarios abgespeichert und mit einem mündlich erfassten Rating-Wert (z. B. mithilfe einer Angstskala) versehen werden. Weiterhin können von der VR-Software ggf. weitere Daten ausgegeben und verfügbar gemacht werden, so z. B. im Rahmen einer Expositionstherapie die maximale räumliche Annäherung an ein phobisches Objekt oder das zu einem bestimmten Zeitpunkt fokussierte Objekt (mittels Eye-Tracking-Daten).

2 Theorien und Modelle

Im Folgenden werden für die psychotherapeutische Nutzung von VR relevante informationstechnologische Konzepte vorgestellt. Diese stellen die Grundlage für die psychotherapeutische Nutzung von VR dar und ermöglichen bzw. beeinflussen die Umsetzung der psychotherapeutischen Techniken und Methoden. Es kann somit auch von *VR-spezifischen Wirkfaktoren* gesprochen werden.

2.1 Immersion und Präsenz

Herstellung einer möglichst umfassenden Immersion

Unter *Immersion* wird die technische Abdeckung der verschiedenen Sinnesmodalitäten mit der virtuellen Welt verstanden. Für eine höchstmögliche Immersion werden möglichst umfassend sensorische Informationen der virtuellen Umgebung (visuell, akustisch, somatosensorisch und olfaktorisch) präsentiert. In derzeit gängigen VR-Anwendungen für die Psychotherapie ist neben der visuellen auch die Abdeckung der akustischen Modalität üblich.

Erleben räumlicher und sozialer Präsenz in VR

Abgesehen vom technischen Aspekt der Immersion bezeichnet *Präsenz* das Gefühl der Nutzenden, tatsächlich in der VR anwesend zu sein. Es wird angenommen, dass neben individuellen Komponenten insbesondere die Immersion, die das VR-System ermöglicht, zum Präsenzerleben beiträgt. Ursprünglich konzipiert wurde Präsenz als das Erleben, an einem Ort zu sein (englisch: place illusion). Neben diesem Konzept der Präsenz als räumliches Anwesenheitsgefühl wurden inzwischen weitere Präsenzkonzepte insbesondere mit Blick auf soziale Interaktionen in VR eingeführt wie die Kopräsenz als „Mitgegenwärtigkeit" bzw. die Soziale Präsenz. Da es sich bei diesen Konzepten um das Erleben der Nutzenden handelt, werden sie meist im Selbstbericht erfasst (vgl. Kapitel 3.1).

Die Relevanz von Präsenz für die psychotherapeutische Nutzung ist noch offen

Wie zu erwarten zeigt sich ein positiver Zusammenhang zwischen Präsenz und Emotionserleben, wobei der Mechanismus und die Richtung der Beeinflussung nicht abschließend geklärt und wahrscheinlich bidirektional ist. Zum einen kann die Aktivierung von Emotionen in einem VR-Szenario die Präsenz erhöhen, z. B. erleben Nutzende höhere Präsenz in einer für sie angstbesetzten als in einer nicht angstbesetzten VR-Umgebung. Andersherum kann auch die Erhöhung von Präsenz die erlebten Emotionen intensivieren. Bezüglich der Relevanz von Präsenz für den Erfolg einer psychotherapeutischen VR-Intervention liegen unterschiedliche Ergebnisse vor. Obwohl angenommen werden kann, dass Präsenz in VR eine Voraussetzung für die Aktivierung von emotionalem Erleben (z. B. von Furcht bei Expositionsübungen) darstellt, fanden einzelne Studien keine Abhängigkeit der emotionalen Aktivierung vom Grad der Präsenz. Auch der Behandlungserfolg von VR-Expositionen kann weder durch Immersion noch durch Präsenz befriedigend vorhergesagt werden. Es wird aber allgemein angenommen, dass ein Mindestmaß an Immersion und Präsenz für den Erfolg von psychotherapeutischen Interventionen in VR notwendig ist (z. B. Diemer et al., 2015).

2.2 Kohärenz und Plausibilität

Nachvollziehbarkeit und Vorhersagbarkeit der Aktionen virtueller Elemente

In den letzten Jahren werden die Ausweitung und die Unschärfe des Begriffs Präsenz kritisiert und gleichzeitig ergänzende Konzepte zur Charakterisierung von VR vorgeschlagen. Schon Mel Slater hat 2009 zwei orthogonale Komponenten für die Qualität eines VR-Erlebnisses postuliert, nämlich die *place illusion* (Platzillusion [PI]) und die plausibility illusion (Plausibilitätsillusion [Psi]). Die Plausibilitätsillusion bzw. die Plausibilität der VR besteht im Erleben der Anwendenden, dass die Ereignisse in der VR tatsächlich passieren, also diese glaubwürdig sind. Und wie für die Präsenz die technische Bereitstellung von Immersion als relevanter Einflussfaktor angesehen wird, wird die Kohärenz als relevantes Merkmal dafür angesehen, inwieweit sich die Entitäten der VR in für die Nutzenden nachvollziehbarer und vorhersagbarer Art und Weise – d. h. plausibel – verhalten. Ein Beispiel für Kohärenz wäre, dass sich ein Ball auf einer elliptischen Flugbahn bewegt. Die Plausibilität der Flugbahn des Balles wäre dann das, was die Nutzenden bewerten. Unserer Erfahrung nach erleben z. B. speziell Kinder es als unplausibel, wenn beim Öffnen einer virtuellen Tür durch einen:eine Agent:in die Türklinke nicht heruntergedrückt wird. Wichtig ist, dass die Gesetze in der VR nicht unbedingt denen in der realen Welt entsprechen müssen, wenn die Patient:innen andere Erwartungen an die VR haben. Für eine weiterführende Darstellung relevanter Dimensionen virtueller Erfahrungen sei z. B. auf Hameed und Perkis (2024) verwiesen.

Muss die VR „echt“ wirken?

Die Präsenz in der VR ist höher, wenn Emotionen aktiviert werden. Besonders macht sich dies bei Angstexposition in VR bemerkbar. Patient:innen erleben dabei meist eine hohe Präsenz und zeigen ein entsprechendes emotionales Erleben, auch wenn sie kognitiv wissen, dass die angstauslösenden Reize nicht real vorhanden sind. Selbst wenn Patient:innen vor der Durchführung erwarten, dass die VR keine Angst bei ihnen auslöst, kann sich die Durchführung einer VR-Exposition lohnen. Sie fühlen sich in der VR womöglich präsenter und erleben mehr Angst, als sie erwartet hätten. Auf der anderen Seite ist ein hohes Angstlevel bekannterweise keine zwingende Voraussetzung für den Erfolg einer VR-Exposition, da selbst bei Ausbleiben eines Angstanstiegs über andere Wirkfaktoren (z. B. Erwartungswiderlegung, Erlernen neuer Verhaltensmuster) ein Erfolg erzielt werden kann. Diesen gilt es dann in nachfolgenden In-vivo-Übungen zu überprüfen.

2.3 Virtueller Körperbesitz (Embodiment)

Erleben eines virtuellen Körpers als eigenen Körper

Virtual body ownership (deutsch: virtueller Körperbesitz) oder auch *virtual embodiment* bzw. *user embodiment* (deutsch: virtuelle Verkörperung bzw. Nutzer:innen-Verkörperung) bezeichnet das Erleben eines virtuellen Körpers (Avatar) bzw. eines virtuellen Körperteils (z. B. Hand-Avatar) als eigenen. Notwendig für dieses Erleben in VR ist zunächst die Erfassung der Bewegung des realen Körpers mittels Bewegungs-Tracking und die Übertragung dieser physischen Bewegung auf den virtuellen Körper.

Induktion von virtuellem Körperbesitzerleben

Weiterhin können Embodiment-Strategien zur Induktion eines virtuellen Körperbesitzerlebens genutzt werden. Hilfreich hierfür sind z. B. die *rubber hand illusion* (deutsch: Gummihand-Illusion) und die *full body illusion* (deutsch: Ganzkörperillusion) in VR. Bei der *rubber hand illusion* in VR wird eine taktile Stimulation der realen Hand der Nutzenden von der visuellen Präsentation einer synchronen und kongruenten Stimulation einer virtuellen Hand in VR begleitet, z. B. in Form eines Überstreichens mit einem echten und mit einem virtuellen Pinsel. Für eine *full body illusion* in VR werden neben taktiler Stimulation auch Spiegelübungen genutzt, bei denen reale Körperbewegungen in VR in einem virtuellen Spiegel gezeigt werden. Indem der physische Körper mithilfe angebrachter Marker oder mit einer Kamera getrackt und diese Bewegung in VR übertragen wird, kann der:die Patient:in die Bewegungen im virtuellen Spiegel am Avatar direkt sehen.

2.4 Agency

Unter dem *Sense of Agency* oder *Sense of Control* (deutsch: Gefühl eigener Handlungs- bzw. Kontrollfähigkeit) wird verstanden, sich selbst als Verursacher:in der Effekte von Handlungen (in der VR) zu erleben. Über den virtuellen Körperbesitz hinausgehend umfasst der *Sense of Agency* in VR somit auch das Erleben von Kontrolle über die Handlungen des virtuellen Körpers und dadurch induzierte Ereignisse in der virtuellen Umgebung.

Gefühl eigener Handlungsfähigkeit in VR

3 Diagnostik und Indikationsstellung

Im Folgenden wird darauf eingegangen, wie die Diagnostik VR-spezifischer Phänomene erfolgen und wie psychologisch-psychotherapeutische Diagnostik in VR umgesetzt werden kann. Weiterhin wird erörtert, wie eine Indikationsstellung für eine VR-Intervention bei psychischen Störungen erfolgen kann und welche Einschränkungen bzw. Kontraindikationen für die Nutzung von VR gegeben sein können.

3.1 Diagnostik VR-spezifischer Phänomene

Messung des Erlebens der VR

Reflexion des Erlebens der VR

Die Messung des Erlebens der VR, z. B. der Präsenz oder Agency, kann in der VR-Situation (online) und nach einem VR-Erlebnis (außerhalb der VR) erfolgen. Die Online-Messung durch Abfrage eines *Ratings* ist direkter, aber sie führt ggf. zu einem „Bruch der Präsenz" (break of presence), da die Beantwortung eine Distanzierung von dem Erleben in der VR erfordert. Für die Messung nach dem VR-Erlebnis, die allerdings durch Gedächtnisverzerrungen verfälscht sein kann, stehen auch Fragebögen zur Verfügung. Im Fall der Präsenzmessung beinhalten diese teilweise Subskalen für einzelne Aspekte der Präsenz, wie z. B. die *Multimodal Presence Scale (MPS),* die mit überschaubarem Aufwand (15 Items) die Dimensionen Physische Präsenz, Soziale Präsenz und Selbstpräsenz misst (deutsche Version: Volkmann et al., 2018). Darüber hinaus gibt es Instrumente zur Erfassung weiterer Konstrukte des Erlebens der VR, wie z. B. der Agency oder der Nutzer:innen-Erfahrung (user experience). Für eine umfassende Darstellung von Instrumenten zur Messung des Erlebens der VR siehe Moinnereau et al. (2022). Im therapeutischen Alltag ist insbesondere eine qualitative Reflexion des Erlebens nach einer VR-Intervention von Bedeutung.

Messung von Cybersickness

Erfassung von Cybersickness

Zur Erfassung von Cybersickness, einer potenziellen Nebenwirkung von VR mit Symptomen wie Übelkeit, Kaltschweißigkeit, Erbrechen, Benommenheit, Desorientierung, Schwindelgefühlen, Kopfschmerzen, Standunsicherheit, vermehrtem Speichelfluss, Erschöpfung, Augenschmerzen oder Sehstörungen analog der Bewegungs- und Reiseübelkeit (vgl. Kapitel 6.3.1), können standardisierte Fragebögen genutzt werden, die nach der VR-Erfahrung bearbeitet werden. Eine aktuelle Weiterentwicklung des klassischen *Simulator Sickness Questionnaire (SSQ)* ist der *Cybersickness in VR Questionnaire* (CSQ-VR; Kourtesis et al., 2023), der mit sechs Items neben einem Gesamtscore die Unterskalen Übelkeit, vestibuläre Symptome und okulomotorische Symptome umfasst und auch in einer deutschen Version vorliegt (deutsche Version auf Anfrage bei den Autor:innen erhältlich). Alternativ kann Cybersickness auch durch *Rating-Fragen* direkt in der VR erfasst werden. Hierzu können spezifische Symptome wie Übelkeit oder Schwindel abgefragt werden, was für den Praxisalltag eine effiziente Alternative darstellt. Dabei sollte beachtet werden, dass Übelkeit und Schwindel im individuellen Fall auch physiologische Angstreaktionen darstellen können. Die ergänzende Nutzung von Verhaltensbeobachtungen (z. B. Schwanken bei Gleichgewichtsstörungen) kann darüber hinaus sinnvoll sein.

Erfassung der Anfälligkeit für Cybersickness

Um vor einer VR-Intervention die Anfälligkeit von Patient:innen für Bewegungsübelkeit bzw. Cybersickness zu erfassen, kann auf *Ratings* oder klassische Fragebögen für Bewegungskrankheit zurückgegriffen werden. Speziell zur Vorhersage von Cybersickness entwickelt wurden der *Motion Sickness Susceptibility Questionnaire Short-form* (MSSQ-Short; Golding, 2006) sowie der *Visually Induced Motion Sickness Susceptibility Questionnaire* (VIMSSQ; Keshavarz et al., 2023; Weiterentwicklung des MSSQ; deutsche Version auf Anfrage bei den Autor:innen erhältlich).

3.2 Psychologisch-psychotherapeutische Diagnostik in VR

Auch psychologisch-psychotherapeutische Diagnostik kann in VR umgesetzt bzw. durch VR ermöglicht werden. VR-Szenarien können für Verhaltenstests in der Eingangs-, Prozess- und Erfolgsdiagnostik genutzt werden, diagnostische Messungen (z. B. Ratings oder Psychophysiologie) in VR-Szenarien implementiert werden oder diagnostische Messungen im Rahmen von VR-Interventionen (z. B. Biofeedback) therapeutisch genutzt werden.

Verhaltensdiagnostik in VR

Verhaltenstests in VR

Für die Verhaltensdiagnostik werden im Rahmen von Verhaltenstests funktionale und dysfunktionale Reaktionen auf unterschiedlichen Ebenen (Gedanken, Gefühle, Körperempfindungen, Motorik) direkt in einer verhaltensrelevanten Situation erfasst. Durch die Herstellung ökologisch valider, problemrelevanter Situationen in VR können somit Verhaltensbeobachtungen (Selbst- und Fremdbeobachtung) durchgeführt werden, die zur Diagnosestellung bzw. Problemanalyse oder bei mehrmaliger Messung auch zur Erfolgsmessung genutzt werden können.

Behavioral Approach bzw. Avoidance Test in VR

Durch die Festlegung von Schwierigkeitsstufen oder die Messung der Distanz als Maß für Annäherung bzw. Vermeidung kann das Ergebnis eines Verhaltenstests auch quantifiziert werden. Dies wird beispielsweise mithilfe eines *Virtual Reality Behavioral Approach Tests bzw. Virtual Reality Behavioral Avoidance Tests (VR-BAT)* zur Diagnostik des Schweregrads phobischen Vermeidungsverhaltens umgesetzt. Patient:innen mit Spezifischer Phobie vor Spinnen werden beispielsweise mit einer virtuellen Spinne auf einem Tisch vor ihnen konfrontiert und instruiert, sich auf diese zuzubewegen, soweit sie können bzw. wollen. Die maximale Annäherung an den phobischen Reiz kann aus dem VR-Log ausgegeben und als objektives Maß für eine Prä- und Post-Messung genutzt werden. Alternativ können auch Aufgaben bezüglich phobischer Reize in steigender Schwierigkeit gestellt werden. Diese Variante kann z. B. auch für die Soziale Angststörung mit Aufgaben bezüglich sozialer Interaktionen konstruiert werden.

Diagnostische Rollenspiele in VR

Für die Verhaltensdiagnostik speziell von interaktionellem Problemverhalten können auch Rollenspiele in VR eingesetzt werden. Solche diagnostischen Rollenspiele dienen dazu, die Reaktionen in einer sozialen Situation zu beobachten und zu erfassen. Bei der Umsetzung in VR interagieren Patient:innen mit virtuellen Agent:innen, z. B. simulierten Kolleg:innen, einem:einer Partner:in oder Vorgesetzten, wobei auch verschiedene virtuelle Kontexte umsetzbar sind (z. B. Fabrikhalle, Wohnzimmer, Büroumgebung). Durch *virtuelle diagnostische Rollenspiele* kann ein Eindruck des interpersonellen Verhaltens des:der Patient:in gewonnen werden, ohne die soziale Situation in der Realität aufsuchen zu müssen.

Messung der Reaktionsgeschwindigkeit oder Blickbewegung in VR

In klar definierten virtuellen Situationen zur Verhaltensdiagnostik können auch Reaktionsgeschwindigkeiten sowie andere aufmerksamkeitsassoziierte Prozesse gemessen werden. Zum Beispiel wurde für die Diagnostik der Aufmerksamkeitsleistung bei einer Aufmerksamkeitsdefizit-/Hyperaktivitätsstörung (ADHS) ein *virtuelles Klassenzimmer* als relevante Umgebung inklusive ablenkender visueller und akustischer Reize entwickelt. In dieser ökologisch validen Umgebung sollen Kinder oder auch Erwachsene z. B. einen Aufmerksamkeitstest, typischerweise einen Continuous Performance Test (CPT), durchführen. Beim CPT werden über einen längeren Zeitraum Buchstaben an der Tafel präsentiert und es muss auf eine bestimmte Buchstabenabfolge reagiert werden, z. B. wenn ein X nach einem O präsentiert wird. Dabei können Aufmerksamkeitsfehler (Auslassfehler) und Impulsivitätsfehler (durch falsches Reagieren) ausgewertet werden. Weitere Beispiele sind die Erfassung von Blickkontakt zum Publikum während einer virtuellen Exposition bei Vortragsangst mittels Eye-Tracking oder die Messung der Reaktionsgeschwindigkeit während einer virtuellen Autofahrexposition.

Leitlinienempfehlung zur VR-Diagnostik bei Aufmerksamkeitsstörungen bei neurologischen Erkrankungen im Erwachsenenalter

In der S2-Leitlinie zur Diagnostik und Therapie von Aufmerksamkeitsstörungen bei neurologischen Erkrankungen im Erwachsenenalter (Fimm et al., 2023) wird im Expertenkonsens VR als Ergänzung zur Aufmerksamkeitsdiagnostik empfohlen. Es können z. B. ein virtueller Stroop-Test, ein virtuelles Klassenzimmer, ein virtueller Fahrsimulator oder das Programm „Urban DailyCog“ genutzt werden, wobei auf Vorteile hinsichtlich der ökologischen Validität gegenüber konventionellen Testverfahren hingewiesen wird. Um Konfundierungen zu vermeiden, wird vor Beginn eine Eingewöhnungsphase in die VR empfohlen.

Physiologische Messungen

Physiologische Messungen während der Nutzung von VR

Die Anwendung von VR kann auch mit der Messung physiologischer Daten (z. B. Herzrate, Blutdruck, Hautleitfähigkeit, Atemfrequenz, Muskelanspannung) über entsprechende Sensoren kombiniert werden. Diese Messungen können sowohl in der Forschung als auch zur klinischen Diagnostik wie der Erfassung der physiologischen Stressreaktionen während virtueller diagnostischer Szenarien sowie in therapeutischen Anwendungen (z. B. Biofeedback in VR) genutzt werden.

Selbstberichtetes Befinden

Integration von Rating-Fragen in die VR

Zur Messung des aktuellen Befindens während der Anwendung von VR können Rating-Skalen, wie z. B. *Subjective Units of Distress (SUD),* in die virtuelle Umgebung integriert werden. Diese können z. B. frei im virtuellen Raum schwebend oder an einer virtuellen Wand präsentiert werden (vgl. Abbildung 4). Patient:innen können dann mittels Controller oder mittels Kopf- oder Augenbewegungen das Rating abgeben. Als eine Alternative, die keine visuelle Ergänzung in VR benötigt, kann die Rating-Frage akustisch gestellt und durch die Patient:innen entsprechend auf der vorher schon bekannten Skala (z.B. von 0 = „keine Angst“ bis 100 = „maximale Angst“) mündlich beantwortet werden. Die Angaben können entweder automatisch erkannt oder von den Therapeut:innen notiert bzw. in das VR-System eingegeben werden.

a)

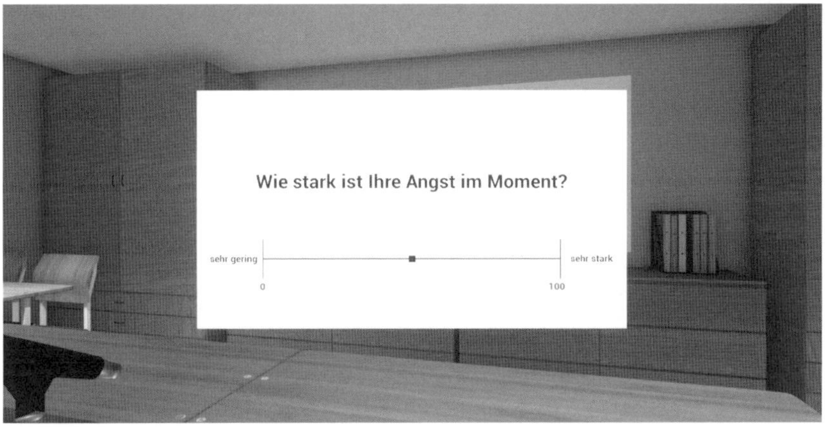

b)

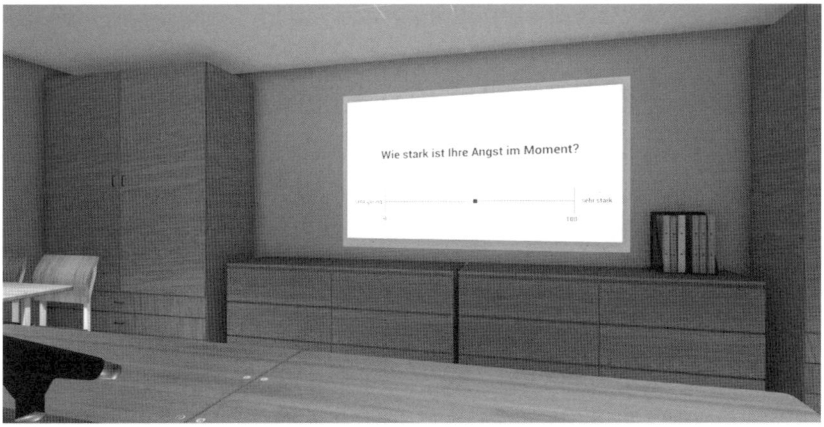

Abbildung 4: Präsentationsvarianten für Rating-Skalen zum aktuellen Angsterleben in VR: (a) frei im Raum schwebend, (b) an der Wand angezeigt (Abdruck erfolgt mit freundlicher Genehmigung von Florian Neugebauer und Michael Lankes für das virtuelle Klassenzimmer sowie von Andreas Ruider für die Rating-Skalen)

3.3 Indikation

Sorgfältige Indikationsstellung für VR-Interventionen

Entsprechend den allgemeinen Sorgfaltspflichten steht am Beginn jeder psychotherapeutischen Behandlung – auch bei der Anwendung von VR – die fachgerechte Diagnose- und Indikationsstellung. Um die Indikation für eine spezifische VR-Intervention zur Behandlung einer psychischen oder neuropsychologischen Störung bzw. einer körperlichen Störung mit Psychotherapieindikation zu stellen, sind störungsspezifische, auf Patient:innen bezogene und VR-bezogene Aspekte relevant. Außerdem müssen die im Kapitel 3.4 dargestellten Kontraindikationen für die Nutzung von VR berücksichtigt werden. Eine grundsätzliche Voraussetzung ist zudem, dass eine für den:die Patient:in infrage kommende VR-Intervention im praxis- oder klinikeigenen VR-System oder als DiGA prinzipiell verfügbar ist (vgl. Kapitel 7.3 und 7.4). Der folgende Kasten gibt einen Überblick über die einzelnen Schritte der Indikationsstellung für eine VR-Intervention. Das nachfolgende Fallbeispiel veranschaulicht, wie die Indikationsstellung für eine VR-Expositionstherapie bei Sozialer Angststörung konkret aussehen kann.

Indikationsstellung für eine VR-Intervention bei psychischen Störungen

1. Zuerst erfolgen die klassischen Schritte der Indikationsstellung mit (a) der Stellung der Diagnose, (b) der Klärung der Indikation für Psychotherapie sowie der Indikation für (c) ein spezifisches Therapieverfahren und (d) ein spezifisches Setting.
2. Als nächstes erfolgt die Stellung der Indikation für psychotherapeutische Methoden oder Techniken innerhalb des Psychotherapieverfahrens.
3. Anschließend erfolgt die Stellung der Indikation für die Anwendung einer Methode oder Technik *in VR:* Ausgehend von der Indikationsstellung für die spezifischen Techniken oder Methoden wird eruiert, ob eine Durchführung in VR indiziert ist. Hierzu werden störungsspezifische Ergebnisse zur Wirksamkeit von VR-Interventionen sowie Leitlinienempfehlungen berücksichtigt (vgl. Kapitel 5). Dabei muss insbesondere berücksichtigt werden, ob die Durchführung in VR hinsichtlich der Wirksamkeit, der Kosten und der Dauer der Behandlung Vorteile gegenüber einer traditionellen Durchführung bietet. Gleichzeitig werden VR-spezifische und personenspezifische Indikationen für die Durchführung in VR beachtet. Schließlich sollten Kontraindikationen für eine VR-Expositionstherapie ausgeschlossen und mögliche Einschränkungen abgeklärt werden. Die Frage nach medizinischen Kontraindikationen sollte dabei im ärztlichen Konsiliarbericht gesondert geprüft bzw. explizit mit erfragt werden. Schließlich ist die Verfügbarkeit einer geeigneten VR-Anwendung zu prüfen.

Fallbeispiel: Frau S. – Indikationsstellung für eine VR-Exposition bei Sozialer Angststörung

(1) Bei Frau S. wird anhand des klinischen Eindrucks, eines DIPS-Interviews sowie störungsspezifischer Fragebogendiagnostik die Diagnose einer Sozialen Angststörung (SAD) gestellt. Der Konsiliarbericht ergibt keine Hinweise auf eine somatische Ursache der Symptomatik. Bei einer SAD soll laut der S3-Leitlinie (Bandelow et al., 2021) eine Medikation oder Psychotherapie und dabei insbesondere eine Kognitive Verhaltenstherapie (KVT) als Einzeltherapie empfohlen werden. Frau S. entscheidet sich nach entsprechender Aufklärung für eine KVT.

(2) Die KVT bei SAD soll sich laut der Leitlinie an empirisch fundierten Manualen orientieren. Die Psychotherapeutin von Frau S. entscheidet sich deshalb für eine Orientierung ihres Vorgehens an dem Behandlungsmanual für SAD von Stangier et al. (2009). Dabei fokussiert sie sich in ihrem Therapieplan auf expositionsorientierte und kognitive Interventionen. Gemeinsam mit Frau S. legt sie fest, dass sie ein Aufmerksamkeitstraining zur Reduktion von Selbstaufmerksamkeit, Verhaltensexperimente zu Selbstaufmerksamkeit und Sicherheitsverhalten, eine Exposition bezüglich Vortragssituationen sowie eine kognitive Umstrukturierung durchführen werden. Im Konsiliarbericht wird ausgeschlossen, dass eine medizinische Kontraindikation bezüglich einer Expositionstherapie (z. B. Herz-Kreislauf-Erkrankungen) besteht.

(3) Laut der S3-Leitlinie kann bei SAD eine VR-Exposition als Begleitung zu einer Standardpsychotherapie angeboten werden, aber nicht als alleinige Maßnahme. Die Studienergebnisse zur Wirksamkeit von VR-Exposition wird von der 2021 veröffentlichten Leitlinie für die Behandlung von SAD noch als inkonsistent eingeschätzt, wobei die Psychotherapeutin aufgrund der Kenntnis aktueller Studien zu einer positiveren Einschätzung gelangt. Für eine VR-Exposition und gegen eine In-sensu-Konfrontation spricht, dass Frau S. Imaginationen tendenziell schwerfallen. Die Tatsache, dass ein Publikum schwer zu organisieren ist, spricht für die Durchführung in VR anstelle einer Vortragsexposition in vivo. Die Psychotherapeutin und Frau S. legen fest, die Verhaltenstests zu Selbstaufmerksamkeit und Sicherheitsverhalten im Rahmen von In-vivo-Rollenspielen und die Exposition bezüglich Vortragsangst in VR durchzuführen. Im Anschluss an die VR-Exposition soll ein selbstständiger Transfer des Erlernten in die Realität erfolgen, der in der Therapie begleitend besprochen werden soll. Kontraindikationen für eine VR-Intervention liegen bei Frau S. nicht vor: Sie leidet zwar unter einer leichten Reiseübelkeit beim Autofahren, ein mit der Psychotherapeutin durchgeführter Test in VR (im Stehen) hat jedoch ergeben, dass in VR keine Cybersickness auftritt. Die Verfügbarkeit einer VR-Anwendung ist gegeben, da ein vorhandenes Me-

dizinprodukt ein VR-Szenario zum Halten eines Vortrags vor einem Publikum beinhaltet. Das Publikum kann in dem System hinsichtlich der Anzahl der Agent:innen und deren Emotionsausdruck kontrolliert variiert werden, sodass ein graduiertes Vorgehen möglich ist.

Störungsspezifische Indikation

VR-Interventionen auf Grundlage störungsspezifischer Evidenzen anwenden

Die Anwendung einer VR-Intervention kann immer dann erwogen werden, wenn es speziell für diese Intervention bei der vorliegenden Störung robuste wissenschaftliche Evidenzen gibt. Außerdem kann die Anwendung dann indiziert sein, wenn die der VR-Intervention zugrunde liegende psychotherapeutische Methode oder Technik bei der entsprechenden Störung wissenschaftlich fundiert und anerkannt ist. Demnach kann beispielweise eine VR-Exposition bei allen psychischen Störungen erwogen werden, bei denen eine Expositionstherapie indiziert ist. Da jedoch nicht zwingend davon ausgegangen werden kann, dass die Intervention bei Durchführung in VR vergleichbar wirksam ist wie in der traditionellen Anwendung, sollten störungsspezifische Wirksamkeitsnachweise und Leitlinienempfehlungen für die VR-Intervention berücksichtigt werden (vgl. Kapitel 5). Einen Überblick über die differenzielle Indikation von VR- vs. In-vivo-Exposition bei Angststörungen gibt Tabelle 1.

VR-spezifische Indikation

In-vivo-Exposition nicht verfügbar oder möglich

Eine Behandlung in VR ist auch dann indiziert, wenn die konventionelle Durchführung psychotherapeutischer Methoden und Techniken nicht oder nicht mit vertretbarem Aufwand umgesetzt werden kann (vgl. auch Kapitel 6.1.2). Die AWMF-S3-Leitlinie für die Behandlung von Angststörungen empfiehlt beispielsweise, dass Patient:innen mit Spinnen-, Höhen- oder Flugphobie eine VR-Exposition angeboten werden soll, „wenn eine In-vivo-Exposition nicht verfügbar oder möglich ist" (Bandelow et al., 2021). Eine In-vivo-Intervention kann z. B. nicht verfügbar oder möglich sein, wenn keine lebende Spinne für eine Spinnenexposition eingefangen werden kann, keine geeigneten Höhen für eine Höhenexposition in zumutbarer Entfernung erreichbar sind, die Kosten für einen Flug mit dem:der Psychotherapeut:in zu teuer wären, oder – bei Sozialer Angststörung – der Aufwand für die Rekrutierung eines Publikums zur Exposition von Vortragsangst zu hoch ist. Bei manchen psychotherapeutischen Interventionen stellen sich bei einer Durchführung in vivo auch Sicherheits- und Haftungsfragen. Ein Beispiel ist eine Exposition bezüglich Autofahrens bei Spezifischer Phobie oder Agoraphobie.

Wirksamere Gestaltung von Interventionen in VR möglich

Weiterhin kann eine Indikation für VR vorliegen, wenn die therapeutische Intervention in VR wirkungsvoller gestaltet werden und besser an die Patient:innen angepasst werden kann als in vivo (z. B. durch eine bessere Kontrolle über Reize und Kontexte; vgl. Kapitel 6.1.3). Genauso kann die Indikation für eine VR-Intervention gestellt werden, wenn es keine vergleichbare psychotherapeutische Methode oder Technik außerhalb der VR gibt (z. B. virtueller Körpertausch mit Embodiment bei Essstörungen; vgl. Kapitel 6.1.3).

Patient:innenbezogene Indikation

Mangelnde Imaginationsfähigkeit

Eine Indikation für VR kann gegeben sein, wenn diese aufgrund bestimmter Merkmale der Patient:innen Vorteile hat. Beispielsweise kann eine indizierte imaginative Intervention (z. B. Traumakonfrontation, Sorgenexposition in sensu oder imaginative Entspannungsübung) aufgrund von Merkmalen wie mangelnder Imaginationsfähigkeit nicht durchführbar sein. Die Imaginationsfähigkeit von Menschen ist höchst unterschiedlich und reicht von einer lebhaften Vorstellungsfähigkeit bis hin zum völligen Fehlen mentaler Bilder (sogenannte Afantasie).

Präferenz des:der Patient:in für Durchführung der Intervention in VR

Auch bei Ablehnung einer indizierten Methode trotz sorgfältiger Aufklärung oder aufgrund der Präferenzen der Patient:innen kann eine Behandlung in VR indiziert sein. So bevorzugen Patient:innen häufig die Durchführung einer psychotherapeutischen Intervention in VR vor einer solchen in vivo (vgl. Kapitel 6.1.1). Da insbesondere In-vivo-Expositionen in der Öffentlichkeit (z. B. bei Agoraphobie oder Sozialer Phobie) mit dem Risiko einhergehen, als Patient:in erkannt zu werden, könnten dadurch auch persönliche oder berufliche Nachteile entstehen, was für eine Indikation zur Durchführung der Intervention in VR spricht.

Tabelle 1: Gründe für eine VR- versus eine In-vivo-Exposition

Gründe für eine VR-Exposition	Gründe für eine In-vivo-Exposition
• Störungsspezifische Evidenz, dass VR wirksamer ist als eine Exposition in vivo. • Aufgrund organisatorischer Faktoren ist eine In-vivo-Exposition nicht verfügbar oder möglich. • Die In-vivo-Exposition ist mit hohen Kosten verbunden (z. B. Kosten für Fahrschule bei Fahrexposition). • Durch eine Exposition in vivo ergeben sich versicherungsrechtliche Probleme (z. B. Exposition mit Autofahren). • Die Exposition kann in VR besser angepasst und wirkungsvoller gestaltet werden (z. B. Variation des Kontextes in VR). • Patient:innen haben keine ausreichende Imaginationsfähigkeit für eine In-sensu-Exposition.	• Störungsspezifische Evidenz, dass eine Exposition in vivo wirksamer ist als VR. • Die Exposition in vivo ist organisatorisch gut umsetzbar. • Es ist kein VR-System verfügbar. • Es sind keine Psychotherapeut:innen verfügbar, die mit der Anwendung von VR-Exposition vertraut sind. • Patient:innen bevorzugen Exposition in vivo. • Es liegen körperliche Erkrankungen (z. B. Epilepsie) vor, die die Nutzung von VR einschränken oder nicht erlauben. • Patient:innen haben bereits stärkere Symptome von Cybersickness in VR erlebt.

Tabelle 1: Fortsetzung

Gründe für eine VR-Exposition	Gründe für eine In-vivo-Exposition
• Patient:innen lehnen eine Exposition in vivo ab oder bevorzugen eine Exposition in VR. • Psychotherapeutische Methode oder Technik geht über das in der Realität mögliche hinaus (z. B. virtueller Körpertausch zur Spiegelexposition).	

3.4 Einschränkungen und Kontraindikationen

Prinzipiell gibt es nur wenige Einschränkungen für die Nutzung von VR. Zum Beispiel ist keine technische Vorerfahrung notwendig und auch ältere Menschen können in die VR eintauchen. In manchen Fällen bestehen aber psychische, physiologische und medizinische Einschränkungen bzw. Kontraindikationen für eine Nutzung von VR in der Psychotherapie, die bei der Indikationsstellung und Entscheidung für oder gegen eine VR-Intervention beachtet werden sollten.

Reise- bzw. Bewegungsübelkeit und Cybersickness

Einschränkungen bei Reise- und Bewegungsübelkeit bzw. Cybersickness

Eine relative Kontraindikation besteht bei Personen mit starker Reiseübelkeit oder starker Bewegungsübelkeit in Karussellen oder ähnlichem, da eine vorbekannte Reise- bzw. Bewegungsübelkeit mit dem Auftreten von Cybersickness in VR assoziiert ist (vgl. Kapitel 6.3.1). Vorsicht geboten ist ebenfalls bei Personen, bei denen bereits im Vorfeld Cybersickness bei VR-Anwendungen (z. B. außerhalb der Psychotherapie) aufgetreten ist. Die Nutzung von VR kann in diesen Fällen zunächst in neutralen virtuellen Umgebungen getestet werden (vgl. Kapitel 7.6.4) und bei Bedarf technische und sonstige Anpassungsmöglichkeiten zur Reduktion von Cybersickness genutzt werden (vgl. Kapitel 7.6.5). Bei dennoch auftretender starker Cybersickness sollte eine Alternative zur VR-Behandlung gefunden werden.

Einschränkungen bei spezifischen Altersgruppen

Einschränkung bei Kindern durch unzureichende Nackenmuskulatur und Kopfgröße

Laut manchen Herstellerangaben sollen VR-Brillen erst ab 12 oder 13 Jahren genutzt werden. Die VR-Brillen sind nicht in Kindergrößen verfügbar, wodurch ein höheres Verletzungsrisiko (z. B. Schmerzen aufgrund des Gewichts der Brille) besteht. In einigen Studien wurden die VR-Brillen jedoch bereits erfolgreich bei jüngeren Kindern (ab sieben Jahren) eingesetzt. Physiologisch muss der Kopf des Kindes groß genug und die Nackenmuskulatur stabil genug sein, um eine VR-Brille für eine bestimmte Zeit tragen zu können. Aus diesen Gründen sollte VR nur dann in der Psychotherapie von Kindern genutzt werden, wenn von einem therapeutischen Vorteil gegenüber anderen Optionen ausgegangen werden kann. Durch eine Beschränkung der Nutzung auf die therapeutischen Sitzungen ist jedoch insgesamt von einem geringen Risiko für eventuelle Schäden auszugehen.

Einschränkung durch Stand- oder Gangunsicherheit bei älteren Menschen

Insbesondere bei älteren Patient:innen sollte abgeklärt werden, ob eine Stand- und/oder Gangunsicherheit vorliegt, die ein Sicherheitsrisiko bei der Nutzung von VR im Stehen bzw. physischen Gehen mit VR-Brille darstellen kann. Häufig kann dann die VR im Sitzen angewandt werden. Auch ist bei älteren Menschen ggf. eine längere Eingewöhnungszeit in die VR zu beachten und auch Fehlsichtigkeiten sind in diesem Alter häufiger.

Somatische Einschränkungen und Kontraindikationen

Somatisches Konsil notwendig

Zur Abklärung medizinischer Einschränkungen oder Kontraindikationen bezüglich der Nutzung von VR (z. B. bei bekannter Epilepsie) ist ein fachärztlicher Konsiliarbericht einzuholen. Bewährt hat sich ein kurzes Anschreiben, in dem diese Fragestellung spezifisch formuliert und die geplante Nutzung von VR kurz beschrieben wird. Bei Angstexpositionen in VR bezieht sich das Konsil natürlich auch auf Kontraindikationen hinsichtlich einer Expositionstherapie (wie z. B. Herz-Kreislauf- oder Lungenerkrankungen).

Einschränkungen und Kontraindikationen speziell bei neurologischen Erkrankungen

Da ein Flimmern in der visuellen Darstellung der VR ein Risiko für die Auslösung photosensitiver Anfälle darstellen kann, muss der Einsatz von VR bei Epilepsie gründlich abgewogen und auch konsiliarisch mit dem:der behandelnden Neurolog:in abgeklärt werden. Reduziert werden kann das Risiko z. B. durch die Wahl einer VR-Brille mit hoher Bildwiederholrate und das Vermeiden von 3D-Shutterbrillen. Weiterhin können ein organischer Schwindel oder Gang- bzw. Standunsicherheiten ein erhöhtes Sturzrisiko mit sich bringen. In solchen Fällen kann eine Anwendung der VR im Sitzen angeboten werden.

Vorsicht bei Augenerkrankungen und -infektionen

Bei Augenerkrankungen, die die Sicht einschränken (z. B. Grauer Star), muss individuell geprüft werden, ob VR einsetzbar ist. Nicht eingesetzt werden sollte VR während einer akuten Augeninfektion (z. B. Bindehautentzündung), da zum einen eine Übertragung durch die Brille vermieden werden sollte und zum anderen eine Reizung der Augen nicht ausgeschlossen werden kann.

Psychische Einschränkungen und Kontraindikationen

Einschränkungen bei Störungen mit Veränderung des Realitätserlebens und ASS

Eine generelle Kontraindikation von VR bei spezifischen psychischen Störungen existiert nicht, solange spezifisch für die Störung evaluierte VR-Interventionen eingesetzt werden. So gibt es z. B. bereits positiv evaluierte VR-Interventionen für Patient:innen mit Demenz oder verbal-akustischen Halluzinationen. Bei psychischen Störungen mit Veränderungen des Realitätserlebens (z. B. Ich-Störungen, Wahn, Halluzinationen, Derealisation, Depersonalisation, Demenz) ist jedoch Vorsicht geboten beim Einsatz störungsunspezifischer oder auf komorbide Störungen bezogener VR-Interventionen, wenn diese mit einer Veränderung der Realität arbeiten. Ein kritisch zu prüfender Fall wäre z. B. der Einsatz eines virtuellen Körpertauschs mit Induktion eines Körperbesitzerlebens bezogen auf den fremden Körper bei einer Patientin mit schizoaffektiver Störung und komorbider Essstörung. Es gibt bisher keine wissenschaftlichen Daten dazu, wie sich über die Realität hinausgehende Nutzung von VR auf das psychische Befinden von Patient:innen mit solchen Diagnosen auswirkt. Bei Menschen mit Autismus-Spektrum-Störungen (ASS) ist zudem bekannt, dass diese das Tragen einer VR-Brille teilweise nicht tolerieren. Hier kann man auf offenere Formen der Präsentation von VR, z. B. in einer CAVE ausweichen.

4 Psychotherapeutische Methoden und Techniken in VR

In einer psychotherapeutischen Behandlung kann eine Vielzahl therapeutischer Methoden und Techniken in VR durchgeführt werden. Diese und darüberhinausgehende Möglichkeiten der psychotherapeutischen Nutzung von VR stellen wir in den folgenden Kapiteln dar. Evidenzen zur Wirksamkeit bei spezifischen Störungen sowie entsprechende Leitlinienempfehlungen werden in Kapitel 5 referiert.

4.1 Integration in den Gesamtbehandlungsplan

Psychotherapeutisches Gesamtkonzept

VR-Interventionen sollten sowohl im stationären als auch im ambulanten Setting in einen Gesamtbehandlungsplan integriert werden. Dieser sollte mindestens aus einer vorangehenden Psychoedukation sowie einem der VR-Intervention nachgeschalteten Alltagstransfer und einer Rückfallprophylaxe bestehen. Wenn vorhanden, sollte das gesamte Behandlungsteam in die Planung einer VR-Intervention eingebunden sein, sodass auch weitere medizinische oder komplementäre Therapien darauf abgestimmt werden können.

Anzahl von VR-Sitzungen

Die notwendige Anzahl von VR-Sitzungen kann von einer bis zu einer zweistelligen Anzahl an Sitzungen reichen und ist ebenso wie die Dauer und Frequenz von Faktoren wie dem vorliegenden Störungsbild, der durchzuführenden Intervention sowie den individuellen Merkmalen des:der Patient:in abhängig.

Wie viele Sitzungen werden in VR durchgeführt?

Die notwendige Anzahl, Dauer und Frequenz von VR-Sitzungen hängt von verschiedenen Faktoren ab und ist je nach Störungsbild und Intervention unterschiedlich. Bei Spezifischen Phobien gibt es Studien zufolge gute Erfahrungen mit VR-Exposition als Behandlung mit nur einer Sitzung mit einer Dauer von 45 bis 180 Minuten. Teilweise werden aber auch bis zu 14 Sitzungen durchgeführt. Bei Sozialer Angststörung und Agoraphobie haben sich 8 bis 12 Sitzungen mit VR-Exposition von mindestens 15 bis 20 Minuten Dauer und kognitiven Interventionen bewährt (Krzystanek et al., 2021). Die Expositionen werden in der Regel einmal pro Woche durchgeführt. Für andere Techniken und Methoden in VR bzw. andere Störungsbilder ist die in entsprechenden Studien angegebene Sitzungsanzahl, Dauer und Frequenz eine hilfreiche Orientierung.

Dauer von VR-Sitzungen

Bezüglich der Dauer von VR-Sitzungen ist zu beachten, dass längere Aufenthalte in VR anstrengend sein können. Empfohlen wird eine langsame Steigerung der Nutzungsdauer und regelmäßige Pausen, etwa alle 30 Minuten für mindestens 10 Minuten. Gleichzeitig sollte auch das therapeutische Rational (z. B. bei Expositionstherapie) in die Überlegungen zur Sitzungsdauer einbezogen werden. Beispielsweise ist in Bezug auf Pausen abzuwägen, ob eine Unterbrechung einer VR-Intervention (z. B. vor Eintreten einer Habituation bzw. Erwartungswiderlegung) als problematischer zu bewerten ist als ein längeres Verbleiben in der VR.

4.2 Expositionsbasierte Methoden und Techniken in VR

4.2.1 Formen virtueller Expositionstherapie

Unterschiedliche Formen von Expositionstherapie und deren Umsetzung in VR

Generell existieren verschiedene Formen expositionsbasierter Methoden und Techniken (kurz: Exposition). Bei der *Reizkonfrontation mit Reaktionsverhinderung bzw. -management* handelt es sich um eine Standardmethode, die im Rahmen der Verhaltenstherapie entwickelt und mittlerweile schulenübergreifend genutzt wird. Die Patient:innen setzen sich dabei über eine längere Zeit bzw. wiederholt mit einem gefürchteten bzw. problemrelevanten Stimulus im gewählten Schwierigkeitsgrad auseinander, bis ihre Angst (oder eine andere problemrelevante Emotion, z. B. Ekel) deutlich abgenommen hat und/ oder zentrale Befürchtungen widerlegt wurden. Dabei werden sie angeleitet, kein Vermeidungs- oder Sicherheitsverhalten durchzuführen. Diese insbesondere bei Angst- und Zwangsstörungen übliche Form der Konfrontation kann *in vivo* (d.h. mit realen Stimuli), *in sensu* (d.h. mit vorgestellten Stimuli) und auch *in Virtueller Realität* (d.h. mit virtuellen Stimuli, auch: *VR-Exposition, virtuelle Exposition, Exposition in virtuo)* durchgeführt werden.

Die *Systematische Desensibilisierung* stellt eine weitere klassische Variante der Reizkonfrontationsverfahren dar, die im Wesentlichen eine graduierte In-sensu-Exposition mit Entspannungsverfahren kombiniert. In VR kann z.B. anstelle einer graduierten In-sensu-Konfrontation unter Entspannung eine graduierte In-virtuo-Konfrontation unter Entspannung durchgeführt werden.

Weitere spezifische Formen der Exposition, die ebenfalls in VR umgesetzt werden, sind die *interozeptive Exposition* sowie *Trauma-, Sorgen-, Körper- und Essensexposition*. Daneben gibt es expositionsbasierte Techniken wie *Verhaltensexperimente, imaginatives Rescripting, Cue-Exposition* oder die *Auseinandersetzung mit aversiven, externalisierten Halluzinationen,* welche ebenfalls in VR realisiert werden können.

Merke

Expositionsbasierte Methoden und Techniken in VR sind relevant bei: Spezifischen Phobien, Agoraphobie, Sozialer Angststörung, Panikstörung, Generalisierter Angststörung, Zwangsstörungen, Posttraumatischer Belastungsstörung, Essstörungen, Suchtstörungen und weiteren psychischen Störungen mit Indikation für eine Exposition.

4.2.2 Grundlegende Inhalte und Ablauf einer Exposition in VR

Individuelle Auswahl virtueller Reize

Bei der Auswahl geeigneter virtueller Objekte und Situationen für eine VR-Exposition spielen die individuellen furchtauslösenden bzw. problemrelevanten Reize und die typischen Reaktionen der Patient:innen eine zentrale Rolle. So sollten die virtuellen Objekte oder Situationen dem erwünschten Schwierigkeitsgrad hinsichtlich der Angstintensität bzw. der Intensität anderer, problemrelevanter Reaktionen entsprechen. Hierzu erstellen Patient:in und Psychotherapeut:in bei der Wahl eines graduierten Vorgehens eine Hierarchie bezüglich verfügbarer virtueller Objekte und Situationen. Diese werden dabei z.B. einem Angstlevel zwischen 0 und 100 zugeordnet. Einbezogen werden auch spezifische virtuelle Reize (z.B. unterschiedliche Ebenen eines Aussichtsturms oder das Vorhandensein von Wind) sowie Verhaltensbedingungen (z.B. Berühren einer Spinne). Zusätzlich sollte bei der Auswahl von virtuellen Objekten und Situationen darauf geachtet werden, dass die Objekte und Situationen die *Widerlegung zentraler Befürchtungen* der Patient:innen ermöglichen (z.B. eine stark frequentierte Aussichtsplattform zur Überprüfung der höhenphobischen Kognition, heruntergestoßen zu werden; ein kritisches Publikum zur Überprüfung der sozialphobischen Kognition, eine Präsentation nicht bis zum Ende vortragen zu können).

Ablauf der Intensivphase

Der grundlegende Ablauf einer von Therapeut:innen geleiteten VR-Exposition orientiert sich am Vorgehen einer solchen in vivo (z. B. Teismann & Margraf, 2018) sowie den postulierten Wirkfaktoren von Expositionstherapie, wobei sich aus dem virtuellen Modus Abweichungen, Besonderheiten und Anpassungen ergeben. Während der Intensivphase der VR-Exposition tauchen Patient:innen in die VR ein und konfrontieren sich dort mit einem Objekt bzw. einer Situation. Die Psychotherapeut:innen befinden sich mit den Patient:innen im selben (realen) Raum und beobachten sie. Gleichzeitig haben die Psychotherapeut:innen die Möglichkeit, über geeignete Schnittstellen wie ein Kontroll-Display und Lautsprecher zu verfolgen, was die Patient:innen in der VR aktuell sehen und hören. Mehrfach im Verlauf der Konfrontation erkundigen sich die Psychotherapeut:innen nach der aktuellen Gefühlsintensität (z. B. Ausmaß der Angst oder des Ekels auf einer Skala von 0 bis 100), nach den aktuellen Gedanken und nach der geschätzten Wahrscheinlichkeit des Eintretens der zentralen Befürchtung. Weiterhin wird die Ausprägung weiterer Gefühle (z. B. Scham bei Sozialer Angststörung), Körperempfindungen (z. B. Schwindel, Herzrasen) sowie kognitiven Vermeidungs- und Sicherheitsverhaltens (z. B. an etwas Schönes denken) abgefragt. Im Rahmen einer Verhaltensbeobachtung erfassen die Psychotherapeut:innen zusätzlich sichtbare Körpersymptome (z. B. Zittern, Schwitzen), wobei Gesichtsmimik aufgrund der VR-Brille nicht vollständig zu sehen ist. Sie beobachten auf dem Kontroll-Display auch, ob die Patient:innen in der VR sichtbares Sicherheits- und Vermeidungsverhalten (z. B. Wegsehen, Weggehen vom furchtbesetzten Stimulus) zeigen. Weiterhin achten die Psychotherapeut:innen auf die Sicherheit der Patient:innen (z. B. darauf, dass sie beim Herumgehen im realen Raum nicht gegen ein Hindernis stoßen). Insbesondere bei Expositionsübungen muss auch mit schnellen Bewegungen durch Erschrecken bzw. Fluchtimpulse gerechnet werden.

Unterstützung der VR-Exposition durch den:die Psychotherapeut:in

Im Verlauf der Exposition instruieren Psychotherapeut:innen ihre Patient:innen zur sachgerechten Durchführung und leiten sie durch die VR-Exposition. Wichtig ist insbesondere eine Ermutigung zum Erleben und Aushalten der Angst bzw. der problemrelevanten Emotion sowie das Lenken der Aufmerksamkeit auf die relevanten Reize (z. B. „Sehen Sie jetzt wieder nach unten“ bei Höhenangst) und zentrale Befürchtungen (z. B. „Bitte hüpfen Sie auf einem Bein und überprüfen Ihre Befürchtung, dass Sie hinunterfallen“). Mittels der Steuerungsgeräte passen Psychotherapeut:innen die VR individuell an, z. B., indem sie einen:eine Patient:in mit Höhenangst nach Ankündigung auf eine höhere Plattform eines Turmes teleportieren oder für einen:eine Patient:in mit Spinnenangst eine weitere Spinne erscheinen lassen. Psychotherapeut:innen können auch Aufgaben stellen (z. B., eine Hand über das Geländer zu strecken), Zwischenziele festlegen (z. B., die erste Etage des Turms zu besteigen), die

Konfrontationsdauer abstufen (z. B. die Zeit verlängern), die Ausführung variieren (z. B. schnelles oder langsames Gehen), Vermeidungsstrategien unterbinden (z. B. Patient:innen auffordern, direkt nach unten zu sehen), Patient:innen physisch in der Ausführung unterstützen (z. B. nach Absprache am Arm führen). Bei der Durchführung in VR müssen Psychotherapeut:innen nicht in der VR repräsentiert sein, sondern können die Instruktionen „von außen" geben.

Verlauf und Beendigung der VR-Exposition entsprechend der Veränderung des Erlebens

Zu Beginn der Intensivphase der VR-Exposition erleben die Patient:innen je nach Vorgehen (graduiert vs. nicht graduiert) meist große Angst bzw. eine hohe emotionale Aktivierung. Die Konfrontation mit den furchtauslösenden bzw. problemrelevanten Reizen wird fortgeführt, bis das Plateau der Reaktion (Angst, Erregung, ggf. Ekel oder andere relevante Emotion, Vermeidungsimpulse, Erwartung des Eintretens der zentralen Befürchtung) deutlich überschritten ist und neue Gefühle, Sichtweisen, Verhaltensweisen und/oder körperliche Empfindungen bezüglich der Situation erlebt wurden. Als Richtlinie kann z. B. eine Reduktion der ursprünglichen Intensität der Reaktion (z. B. Angstintensität) um 50 % oder ein Absinken auf ≤ 30 bis 40 (von 100) herangezogen werden. Gleichzeitig sollten auch Empfehlungen zur Nutzungsdauer von VR-Brillen berücksichtigt und diesbezüglich überlegt werden, ob die nächste Stufe der Exposition direkt durchgeführt oder vorher besser eine Pause eingeplant werden sollte. Ist das erwünschte Kriterium erreicht, instruieren die Psychotherapeut:innen die Patient:innen, noch einige Minuten mit dem virtuellen Objekt bzw. in der Situation zu verweilen und die neuen Reaktionen zu konsolidieren. Dabei kann auch gezielt nach positiven Reaktionen gefragt werden (z. B. „Erleben Sie gerade ein Gefühl von Stolz?", „Welche Gedanken kommen Ihnen jetzt zu dem Objekt/der Situation?", „Welche Aspekte der Situation können Sie nun wahrnehmen, die Sie als interessant erleben oder die Freude in Ihnen auslösen?", „Wie fühlt sich Ihr Körper jetzt an?"). Anschließend wird das VR-Szenario beendet und die Patient:innen nehmen die VR-Brille ab.

Welches Sicherheits- und Vermeidungsverhalten kann während einer VR-Exposition auftreten und wie können Psychotherapeut:innen damit umgehen?

Grundsätzlich umfasst *Vermeidungsverhalten* Verhaltensweisen zur Vermeidung des Aufkommens (z. B. Situation gar nicht erst aufsuchen) oder zur Unterbrechung von Angstreaktionen (z. B. durch Flucht), während *Sicherheitsverhalten* Verhaltensweisen umfasst, die das Ausmaß der Angst während einer Konfrontation reduzieren sollen (z. B. Handy in der Tasche), wobei die Grenzen teilweise fließend sind.

Vermeidungs- und Sicherheitsverhalten in VR unterscheiden sich teilweise von solchem bei In-vivo-Exposition. Ein VR-spezifisches Vermeidungsverhalten kann darin bestehen, die VR-Brille abzunehmen, was aber – unseren Beobachtungen zufolge – so gut wie nie auftritt. Auch ein Schließen der

Augen in der VR-Brille tritt selten auf, ist aber für Psychotherapeut:innen von außen nicht beobachtbar, wenn kein Eye-Tracking integriert ist. Ein Abwenden des Blicks vom Furchtstimulus kann im Rahmen einer VR-Exposition auch ohne Eye-Tracking mittels Kontroll-Display beobachtet werden, da aus der Anzeige die ungefähre Blickrichtung der Patient:innen ersichtlich wird. Psychotherapeut:innen können entsprechend die Instruktion geben, den Blick zurück zum virtuellen Furchtstimulus zu wenden. Eine Vermeidung der räumlichen Annäherung an den Furchtstimulus kann ebenfalls über das Kontroll-Display beobachtet und durch Instruktionen reguliert werden. Keinesfalls sollten Psychotherapeut:innen die Patient:innen ohne Absprache an eine andere Stelle in der VR teleportieren oder von außen eine Fortbewegung in VR steuern (z. B., wenn sie sich nicht näher auf die Spinne zubewegen wollen). Kognitives Sicherheits- und Vermeidungsverhalten in VR ist vergleichbar mit einem solchen bei einer In-vivo-Exposition (z. B. an etwas Schönes denken, Ablenkung durch gedankliches Zählen etc.). Spezifisch für die VR-Exposition nutzen Patient:innen teilweise den Gedanken „Ich weiß, dass das nicht echt ist". Diese mögliche Strategie vor der ersten Exposition explizit anzusprechen, hat den Nachteil, dass sie dem:der Patient:in damit besonders präsent wird. Eine Alternative ist, Patient:innen während oder nach der Exposition explizit nach kognitiver Vermeidung (z. B. „Denken Sie etwas Bestimmtes, um sich von der Angst abzulenken?") zu fragen. Auf die Frage von Patient:innen, was sie tun sollen, wenn sie die VR-Situation nicht als echt erleben, haben sich achtsamkeitsbasierte Ansätze bewährt. Patient:innen kann an die Hand gegeben werden, dass es in Ordnung ist, zu denken, dass die VR nicht echt ist, und dass sie dann aber ihre Aufmerksamkeit wieder auf den furchtbesetzten Reiz und die zentrale Befürchtung lenken sollen.

Wiederholung von VR-Expositionen und Ergänzung um In-vivo-Exposition

VR-Expositionen werden bei Bedarf wiederholt, bis eine deutliche Abnahme der Reaktionen (Angst, Erregung, ggf. Ekel, Vermeidungsverlangen, Erwartung des Eintretens der zentralen Befürchtung) auch gegenüber unterschiedlichen problemrelevanten virtuellen Objekten und Situationen erreicht ist. Zur Förderung eines möglichst nachhaltigen und langanhaltenden Behandlungserfolgs sind im Kapitel 6.1.3 unterschiedliche Strategien beschrieben. Falls sinnvoll, kann die VR-Exposition auch um von Therapeut:innen begleitete In-vivo-Exposition ergänzt werden.

Überprüfung der Erfolge der VR-Exposition in der Realität

Zu einem geeigneten Zeitpunkt sollten die Erfolge in der VR in der Realität überprüft werden. Dies kann als selbstständige oder durch eine von einem:einer Therapeut:in begleitete In-vivo-Exposition umgesetzt werden. Im Rahmen einer One-Session-VR-Exposition (vgl. Kapitel 4.2.3) setzen Patient:innen bereits nach einer VR-Expositionssitzung, die von dem:der Therapeut:in begleitet wird, eine eigenständige In-vivo-Exposition um, die dann (z. B. per Videosprechstunde) nachbesprochen wird.

Transfer der Erfolge in den Alltag

In der Selbstkontrollphase werden die Patient:innen schließlich im Sinne des Selbstmanagements angeleitet, selbstständige VR-Expositionen zu Hause (bei Verfügbarkeit eines Equipments für die Heimanwendung) sowie selbstständige In-vivo-Expositionen durchzuführen. Bei der gemeinsamen Planung legen Patient:in und Psychotherapeut:in das Objekt bzw. die Situation, den Ablauf und die zu erfassenden Reaktionen fest. Für die Dokumentation bietet sich ein Protokollbogen oder ein Tagebuch an. Die Erfahrungen werden dann nachbesprochen und darauf aufbauend die nächsten Expositionen geplant. Dabei ist auf eine ausreichende Verstärkung der selbstständig durchgeführten Expositionen sowie auf Selbstverstärkung und sich selbst verstärkende Expositionsaktivitäten zu achten. Zum Abschluss der Therapie werden die Patient:innen außerdem instruiert, sich auch im weiteren Verlauf regelmäßig mit den ehemals angstbesetzten Situationen zu konfrontieren, um die Gefahr eines Wiederauftretens der Angst zu verhindern.

4.2.3 VR-Exposition mit isolierten, spezifischen Objekten und Situationen

Vielfältige phobische Objekte und Situationen können in VR dargestellt werden

Für die Konfrontation mit spezifischen Objekten oder Situationen, z. B. bei der Behandlung einer Spezifischen Phobie, ist das beschriebene grundlegende Vorgehen zur virtuellen Reizkonfrontation mit Reaktionsverhinderung sehr gut geeignet. Da es sich bei den entsprechenden Objekten und Situationen um externale (d. h. außerhalb der Person liegende) Reize handelt, können diese sehr gut in VR dargestellt werden. Beispiele sind virtuelle Schlangen, Insekten, Vögel, Hunde, Höhen, Gewitter, Dunkelheit, enge Räume, Aufzüge, Flughafen, Flüge in Flugzeugen, Autofahrten, Spritzen, Injektionsbesteck, Krankenhäuser, Verletzungen, Luftballons oder kostümierte Personen wie Clowns. Neben der visuellen Präsentation sollten auch akustische Reize (z. B. Höhenwind, Bellen eines Hundes) in VR genutzt werden. Auch haptische (z. B. physisches Geländer auf einem Turm, physisches Lenkrad) oder propriozeptive Reize (z. B. Erschütterungen und Turbulenzen bei einem Flug auf einer Motion-Plattform) können in VR dargestellt werden. Die VR-Exposition mit spezifischen Objekten und Situationen wird bereits vielfach genutzt.

One-Session-VR-Exposition

In vielen Fällen (z. B. bei Spezifischen Phobien wie Höhenphobie ohne komorbide Störungen) kann VR-Exposition auch erfolgreich als One-Session-Behandlung angeboten werden (siehe z. B. https://www.youtube.com/watch?v=Co8kj9EgotI). Der Ablauf einer One-Session-Behandlung ist exemplarisch im folgenden Kasten dargestellt.

Exemplarischer Ablauf einer VR-Exposition mit spezifischen Objekten und Situationen

VR-Exposition kann je nach Störung, Schweregrad und komorbiden Störungen als One-Session-Behandlung (z. B. bei Spezifischen Phobien) oder als mehrere Sitzungen umfassende Expositionstherapie durchgeführt werden. Folgender Ablauf ist denkbar:

- *Vorgespräch* (1 Termin à 1 bis 2 Stunden, ggf. auch per Videobehandlung):
  - Diagnostik und Motivationsklärung,
  - Abklärung somatischer Kontraindikationen.
  - *In Präsenz:* Indikationsstellung.
- *One-Session-VR-Exposition bzw. erste VR-Exposition, die durch den:die Therapeut:in begleitet wird* (1 Termin à 3 bis 4 Stunden, in Präsenz):
  - Erklärung des Rationals und kognitive Vorbereitung,
  - Intensivphase,
  - bei One-Session-Behandlung: Absprache einer Hausaufgabe zum In-vivo-Transfer.
- *Bei Bedarf: weitere VR-Expositionen* (1 bis mehrere Termine à 2 bis 3 Stunden, in Präsenz):
  - Kognitive Vorbereitung,
  - Intensivphase,
  - Absprache einer Hausaufgabe zur eigenständigen VR-Exposition (bei verfügbarem Leihmaterial für Patient:innen) und/oder zum In-vivo-Transfer.
- *Bei Bedarf: durch Therapeut:in begleitete In-vivo-Exposition(en)* (1 bis mehrere Termine à 2 bis 3 Stunden, in Präsenz):
  - Kognitive Vorbereitung,
  - Intensivphase,
  - Absprache einer Hausaufgabe zur eigenständigen In-vivo-Exposition.
- *Nachbesprechung* (1 Termin à 1 Stunde, ggf. auch per Videobehandlung):
  - Besprechung eigenständig durchgeführter VR und/oder In-vivo-Exposition (Hausaufgabe), Kontrolle des Behandlungserfolgs,
  - Rückfallprophylaxe mit Besprechung weiterer, eigenständiger Übungen.

Teilnehmendes Modelllernen in VR

Eine besondere Art der Anwendung von Exposition stellt das teilnehmende Modelllernen dar. Bei dieser Technik wird jeder Handlungsschritt innerhalb einer Hierarchie von Schritten mit ansteigendem Schwierigkeitsgrad zuerst von den Psychotherapeut:innen und dann von den Patient:innen ausgeführt. Beispielsweise können bei der Behandlung von Spinnenphobie die Psychotherapeut:innen einen Plastikbehälter mit einer Spinne berühren, die Patient:innen dies beobachten und dann selbst die Handlung ausführen.

Schließlich können die Therapeut:innen die Spinne über ihre Hand laufen lassen und die Patient:innen führen diese Handlung anschließend selbst aus. Die Durchführung dieser Technik ist auch in VR möglich, wenn eine virtuelle Person als therapeutisches Modell die entsprechenden Handlungen durchführt. Dies kann ein:eine Agent:in sein, die auf die Durchführung der Verhaltensweisen programmiert ist, oder alternativ kann der:die Psychotherapeut:in, repräsentiert durch einen Avatar in der VR, die Handlung ausführen. Ein Nachteil bei der zweiten Option ist, dass die Psychotherapeut:innen durch das Tragen einer VR-Brille die Patient:innen nicht mehr in der Realität beobachten und ihre Bewegung im Raum nicht überwachen können. Deshalb scheint aktuell nur die modellhafte Ausführung durch einen:eine Agent:in sinnvoll zu sein, oder aber eine Augmented-Reality-Option für die Therapeut:innen, bei der sie in der VR repräsentiert sind und gleichzeitig im realen Raum die Patient:innen im Blick behalten können.

4.2.4 VR-Exposition mit agoraphobischen Situationen

Virtuelle Darstellung Agoraphobie-assoziierter, externaler Reize

Auch eine Exposition speziell mit Agoraphobie-assoziierten, externalen Situationen kann in VR entsprechend dem beschriebenen Vorgehen realisiert werden. Es handelt sich dabei typischerweise um Situationen, aus denen Flucht und/oder der Erhalt von Hilfe erschwert ist, in denen Patient:innen Angst haben, eine starke Angstreaktion (bzw. Panikattacke) zu erleiden, und/oder in denen sie befürchten, im Fall einer starken Angstreaktion unangenehm aufzufallen. Für eine entsprechende VR-Exposition können ausgewählte virtuelle Darstellungen isolierter Situationen genutzt werden, wie z. B. Bus- oder U-Bahnfahrten, der Flug in einem Flugzeug, Autofahrten, Aufzüge, ein Einkaufszentrum, ein Konzert- oder Kinosaal oder eine freie Fläche. Zusätzlich können Elemente zur Steigerung der Erwartungsangst integriert werden, z. B. durch in VR realisierte angstauslösende Gespräche. Um möglichst alle zentralen Befürchtungen der Patient:innen zu aktivieren und zu überprüfen, empfiehlt es sich auch, bestimmte Variablen in VR gezielt anzupassen, also beispielsweise im Rahmen einer virtuellen U-Bahnfahrt die Anzahl der Mitfahrenden zu variieren oder entsprechende Zwischenfälle wie einen unplanmäßigen Stopp im Tunnel auszulösen (siehe z. B. https://www.youtube.com/watch?v=DwENEI4vY2o). Außerdem kann die Konfrontation mit virtuellen, externalen Reizen mit (virtueller) interozeptiver Exposition kombiniert werden.

Soziale Interaktionen mit voraufgezeichneten Sprachelementen

4.2.5 VR-Exposition mit sozialen Situationen

Soziale Reize wie beispielsweise eine Vortragssituation mit Publikum, eine mündliche Prüfungssituation, eine Schulsituation mit Kindern in einem Klassenzimmer, Kolleg:innen in einem Konferenzraum, eine Essenssituation in einer Kantine sowie Fremde in Restaurants oder bei Partys können ebenfalls zum Zweck einer Exposition in VR dargestellt werden. Für soziale Interaktionen werden derzeit v.a. virtuelle Agent:innen mit voraufgezeichneten und -programmierten Sprachelementen und Verhaltensweisen genutzt. Beispiele für bereits genutzte soziale Interaktionen innerhalb von VR-Expositionen sind das Ansprechen einer Person in einer Bar, das Hinzutreten zu einer Gruppe von Menschen auf einer Party, mündliche Prüfungssituationen oder Bewerbungsgespräche. Intensivere und freiere Interaktionen zwischen den Patient:innen und den Agent:innen stellen dabei noch eine technische Herausforderung dar, die aber durch Entwicklungen entsprechender KI gelöst werden können.

Aktivierung und Überprüfung zentraler Befürchtungen durch Anpassung der sozialen Reize

Zur individuellen Anpassung der sozialen Situationen kann die Anzahl (z.B. ein Publikum bestehend aus 10 bis 100 Menschen), das Geschlecht, das Alter und das Aussehen der Agent:innen variiert und Aussagen der Agent:innen (z.B. Fragen eines virtuellen Publikums wie „Können Sie bitte lauter sprechen?" oder „Könnten Sie diesen Punkt bitte noch einmal genauer erörtern?") in die VR implementiert werden. Insbesondere beim Einsatz bei Patient:innen mit Sozialer Angststörung sollte auch die Möglichkeit einer Variation der Reaktionen der Interaktionspartner:innen in VR therapeutisch genutzt werden, um zentrale Befürchtungen zu überprüfen. So kann zur Exposition bei Vortragsangst ein virtuelles Publikum dargestellt werden, das unterschiedliche Gesichtsausdrücke und Körperhaltungen zeigt – von interessiert über gelangweilt bis abwertend (vgl. Abbildung 5 auf Seite 59). Insbesondere die Erfahrung eines ablehnenden Verhaltens kann helfen, die eigenen Befürchtungen diesbezüglich zu überprüfen und anzupassen. Hierzu bietet sich der begleitende Einsatz kognitiver Techniken an.

Wie können virtuelle Agent:innen in VR mit den Patient:innen sprechen?

Um verbale Interaktion zwischen virtuellen Agent:innen und Patient:innen zu ermöglichen, kann z.B. auf eine größere Anzahl vorprogrammierter Sprachelemente zurückgegriffen werden, die dann durch die Therapeut:innen passend zu den Aussagen der Patient:innen mittels Steuerungsgerät ausgewählt werden. Außerdem gibt es die Möglichkeit, Psychotherapeut:innen mit verzerrter Stimme live durch einen:eine Agent:in sprechen zu lassen. Alternativ kann die Auswahl eines Sprachelements durch eine KI vollzogen werden. Text-to-speech-Anwendungen stellen eine weitere Option dar, in deren Rahmen ein von Therapeut:innen eingegebener Text in Echtzeit in Sprache umgewandelt und durch einen:eine Agent:in in VR gesprochen wird. Hierfür sind jedoch leistungsstarke Rechner erforderlich.

4.2.6 Verhaltensexperimente in VR

Überpüfung dysfunktionaler Erwartungen bezüglich der eigenen Wirkung in virtuellen sozialen Situationen

Verhaltensexperimente können als Kombination aus Reizkonfrontation und kognitiver Intervention angesehen werden, wobei hier der Fokus auf der Überprüfung und Veränderung von Einstellungen und Erwartungen (zentralen Befürchtungen) liegt. Der Einsatz von Verhaltensexperimenten ist insbesondere bei Sozialer Angststörung etabliert, wobei sich eine Durchführung auch in VR anbietet. Dabei wird eine Exposition mit virtuellen sozialen Situationen mit Fokus auf die Überprüfung von dysfunktionalen Erwartungen, z. B. zur eigenen Wirkung in dieser Situation, durchgeführt. Beispielsweise können dysfunktionale Erwartungen bezüglich der Durchführung von Sicherheitsverhalten während eines Vortrags überprüft werden. Wenn Patient:innen erwarten, dass sie kompetenter wirken, wenn durch Verschränken der Arme ihr Zittern nicht sichtbar wird, dann können sie dies in virtuellen Verhaltensexperimenten mit Aufzeichnung ihres Auftritts auf Video überprüfen. Im ersten Durchlauf halten sie einen Vortrag vor einem virtuellen Publikum mit verschränkten Armen, in einem zweiten achten sie darauf, kein Sicherheitsverhalten durchzuführen, in einem dritten führen sie es schließlich wieder durch. Anschließend werden die Videoaufnahmen angesehen, und die Patient:innen bewerten sich selbst hinsichtlich ihrer Wirkung. Dabei können viele Patient:innen feststellen, dass sie ohne Sicherheitsverhalten kompetenter wirken, selbst wenn ein leichtes Zittern sichtbar sein sollte. Wichtig zu beachten ist, dass beim Tragen einer VR-Brille das Gesicht der Patient:innen auf Videoaufnahmen nur teilweise sichtbar ist und dass Patient:innen ihre Arme und Hände nur dann in VR sehen können, wenn diese getrackt und als Arm- bzw. Hand-Avatar repräsentiert werden.

Überprüfung der Auswirkungen erhöhter Selbstaufmerksamkeit

Als Verhaltensexperimente können auch Aufmerksamkeitstrainings zur Reduktion von Selbstaufmerksamkeit bei Sozialer Angststörung angewandt werden, da eine übermäßige Aufmerksamkeit auf sich selbst einen aufrechterhaltenden Faktor der Störung darstellt. Während der VR-Exposition mit einer sozialen Situation wie einer Vortragssituation werden die Patient:innen angeleitet, ihre Aufmerksamkeit weg von sich selbst und auf externale Reize, insbesondere soziale Reize, zu lenken (z. B. Wechsler et al., 2021) und diese Variante mit der einer bewussten Intensivierung der Selbstaufmerksamkeit während eines Vortrags vor virtuellem Publikum hinsichtlich des Ausmaßes aufkommender Angst zu vergleichen.

Fallbeispiel: Frau S. – KVT mit VR bei Sozialer Angststörung (Fortsetzung)

Bei Frau S. erfolgte in den ersten beiden Therapiestunden eine Psychoedukation, in der auch Verhaltenstests eingeführt und zentrale Befürchtungen erarbeitet wurden. Im Anschluss wurden direkt VR-Vortragsübungen zu einem in vier Wochen im Rahmen des Studiums von Frau S.

anstehenden Referat priorisiert, da sich Frau S. nicht in der Lage sah, dieses zu halten. Als Sicherheitsstrategien wurde erarbeitet, dass Frau S. in solchen Situationen vermeidet, das Publikum anzusehen, den Presenter ganz festhält und Kleidung trägt, die rote Stellen am Hals sowie Schwitzen möglichst verdeckt. Ihre zentrale Befürchtung ist, dass sie diese Körpersymptome als so peinlich empfindet, dass sie das Referat abbrechen muss. Die Verhaltensübungen wurden direkt als Verhaltensexperiment geplant. Als Szenario wurde ein virtueller Seminarraum mit 16 Agent:innen als Auditorium gewählt, vor denen Frau S. ihr Referat halten sollte. Die von Frau S. schon vorbereiteten Referatsfolien wurden in die VR integriert. Beim ersten Vortrag sollte Frau S. Selbstaufmerksamkeit und Sicherheitsverhalten zeigen, beim zweiten kein Sicherheitsverhalten (lockere Kleidung ohne Halstuch, Presenter zwischendurch weglegen, möglichst häufig einzelne Personen im Publikum ansehen), beim dritten erneut Selbstaufmerksamkeit und Sicherheitsverhalten. Frau S. stellte im Anschluss bei der Durchsicht der erwarteten und tatsächlich aufgetretenen Symptome fest, dass zwar starke Angst und Schwitzen sowie Erröten auftrat, aber deutlich weniger als erwartet (im Schnitt 20 Punkte weniger bei Skalen von 0 bis 100). Auch bewertete sie ihr Auftreten ohne Sicherheitsverhalten sogar als besser (50 von 100) als mit Sicherheitsverhalten (30 von 100). Sie konnte ihr Referat sehr gut bis zum Ende halten, die Angst ließ sogar im Laufe des Vortrags nach. Überrascht war Frau S. davon, dass das Weglassen des Sicherheitsverhaltens die Symptome reduzierte und sie deutlich weniger Angst erlebte. Auch das zustimmende Kopfnicken des virtuellen Publikums – das sie ohne Sicherheitsverhalten wahrnehmen konnte – erlebte Frau S. als bestärkend. In mehreren weiteren Vorträgen in VR wurde nochmal explizit die Aufmerksamkeit variiert und auch ein gelangweiltes Publikum genutzt. Auch Fragen aus dem Publikum konnte Frau S. in diesen Vorträgen gut beantworten. Frau S. erlebte die nach außen gerichtete Aufmerksamkeit als sehr befreiend und konnte in weiteren Vorträgen auch ein gelangweiltes Publikum als nicht auf sie bezogen verarbeiten. Im Vorfeld des realen Referats war Frau S. zwar noch nervös, hatte aber nicht die Panik, wie sie sie vor der Therapie in Vortragssituationen erlebt hatte. Stattdessen empfand sie große Zuversicht, die Situation zu bewältigen. Sie konnte die erlernten Strategien gut umsetzen, ihre Aufmerksamkeit auf das Publikum lenken und feststellen, dass viele Seminarteilnehmer:innen sie freundlich ansahen und aufmerksam zuhörten. Nach dem Vortrag war Frau S. sehr erleichtert und zuversichtlich. Im weiteren Verlauf wurden noch weiter Verhaltensübungen zum Durchsetzen von Rechten sowohl in VR als auch als Hausaufgaben in natürlicher Umgebung durchgeführt.

Shame-attack-Übungen in VR

Eine Variante von Verhaltensexperimenten bezüglich sozialer Situationen sind sogenannte *Shame-attack-Übungen,* bei denen bewusst ein als peinlich bewertetes Verhalten gezeigt, die Reaktion der Umstehenden beobachtet und eigene aufkommende Gefühle toleriert und beobachtend wahrgenommen werden sollten. Als Durchführung einer Shame-attack-Übung in VR könnte z. B. ein Patient mit Sozialer Angststörung instruiert werden, in einem virtuellen Bus laut zu singen und dann die tatsächlichen mit den erwarteten Konsequenzen zu vergleichen. Günstigerweise wären im Modell der VR entsprechende Reaktionen der Busmitfahrenden festgelegt, z. B. wegsehen, tuscheln, auf ihn zeigen oder den Singenden ignorieren.

Überprüfung paranoider Erwartungen bezüglich der Schädigung durch andere Personen

In speziellen Anwendungen für Menschen mit Psychosen können virtuelle Verhaltensexperimente zur Überprüfung von paranoiden Gedanken in sozialen Situationen durchgeführt werden. Die Patient:innen werden in virtuellen Alltagssituationen, wie z. B. im Bus, in einem Aufzug, im Wartezimmer eines Hausarztes, in einem Café oder in einem Supermarkt, mit Agent:innen in unterschiedlicher Anzahl und Distanz konfrontiert, die neutrale oder feindselige Reaktionen zeigen, Blickkontakt aufbauen sowie einzelne Sätze zu den Patient:innen sagen (siehe z. B. „gameChange VR therapy", https://www.psy.ox.ac.uk/research/oxford-cognitive-approaches-to-psychosis/projects-1/gamechange; Video dazu: https://www.youtube.com/watch?v=D31wodNAMZA). Begleitend werden die Patient:innen angeleitet, Sicherheitsverhalten (z. B. Vermeidung von Augenkontakt, Abstandhalten) zu unterlassen und sich stattdessen anzunähern sowie Blickkontakt aufzunehmen und paranoide Erwartungen einer Schädigung durch die Agent:innen zu überprüfen und zu verändern.

4.2.7 Interozeptive VR-Exposition

Simulation von Körpersymptomen in VR

Auch eine Konfrontation mit *internalen Reizen* (d. h. innerhalb einer Person liegenden Reizen) ist in VR zumindest indirekt möglich. Im Rahmen einer *interozeptiven Exposition* konfrontieren sich Patient:innen typischerweise mit eigenen Körperreaktionen, die sie aufgrund ihrer Störung als gefährlich interpretieren. Hierdurch soll eine Umbewertung erzielt werden. Anstatt Körperreaktionen (z. B. Schwindel oder Herzklopfen) wie in der klassischen Anwendung mittels Hyperventilation, Treppensteigen, Drehen auf einem Drehstuhl o. Ä. zu erzeugen, können verschiedene Körpersymptome auch in VR simuliert werden. Beispielsweise werden in der visuellen Darstellung der VR Doppelbilder, ein Tunnelblick oder eine verschwommene Sicht realisiert. Auditiv können in VR z. B. ein schneller Herzschlag oder schnelle Atemgeräusche präsentiert werden. Ein zentraler Aspekt ist auch der Vergleich der herbeigeführten Körperreaktionen und die dabei entstehende Angst mit den bei einer Angst- bzw. Panikattacke im Alltag auftretenden Symptomen. Hierzu kann ein sokratischer Dialog über die Ursachen von Körpersymptomen genutzt werden.

4.2.8 VR-Sorgenexposition

Sorgen-auslösende Situationen in VR

Auch bei Sorgen handelt es sich um internale Reize. Ziel einer *Sorgenexposition* ist es, Sorgen bildhaft zu Ende zu denken und sich mit dem Bild eines katastrophalen Ausgangs und damit verbundenen Gefühlen so lange zu konfrontieren, bis sich das emotionale Erleben bzw. die Sichtweise verändert. Anschließend können alternative Ausgänge für das Sorgenszenario erarbeitet werden. Das traditionell in sensu durchgeführte Verfahren in VR umzusetzen, gestaltet sich jedoch komplex. Bisherige Ansätze nutzen VR, um typische Auslösesituationen von Sorgen zu präsentieren, wie z.B. unbezahlte Rechnungen in der Wohnung herumliegen zu sehen, einen Radiobeitrag über örtliche Wohnungseinbrüche zu hören oder sich in einer Notaufnahme zu befinden, in der andere wartende Patient:innen Krankheitssymptome zeigen. Während die Patient:innen in der VR präsent sind, wird eine Sorgenexposition in sensu bezüglich eines möglichen katastrophalen Ausgangs angeleitet. Auch werden die Patient:innen instruiert, in VR kein Rückversicherungsverhalten durchzuführen und stattdessen die Unsicherheit auszuhalten. Darüber hinaus ist es auch denkbar, einen katastrophalen Ausgang einer Sorge in VR darzustellen, um sich so bildlich und emotional damit auseinanderzusetzen. Hierzu müsste der Fortgang einer initialen Sorge eines:einer Patient:in virtuell konstruiert und präsentiert werden.

4.2.9 VR-Traumaexposition

Nacherleben des Traumas durch Traumaexposition in VR

Im Rahmen von Exposition bei Traumafolgestörungen konfrontieren sich Patient:innen entweder in sensu mit einem erlebten traumatischen Ereignis oder in vivo mit traumabezogenen (externalen) Reizen. Im Rahmen einer konventionellen *imaginativen* oder *narrativen Konfrontation* mit dem erlebten Trauma wird dieses mit allen Sinneseindrücken im Detail imaginiert, nacherzählt bzw. aufgeschrieben, um eine Defragmentierung und Integration des Erlebten in das biografische Gedächtnis zu fördern. Bei der Traumaexposition in VR wird das erlebte Ereignis nicht imaginiert, sondern in VR simuliert und dabei das Erlebte verarbeitet und integriert. Beispielsweise wurden die Geschehnisse am World Trade Center („9/11") virtuell nachgebildet (siehe z.B. https://www.youtube.com/watch?v=XAR9QDwBILc). Weiterhin existiert z.B. ein virtuelles Szenario zu einem Bombenattentat in einem Bus, in dem Patient:innen aus der Perspektive eines an einer Bushaltestelle Wartenden einen explodierenden und in Flammen aufgehenden virtuellen Bus beobachten sowie schreiende Menschen und Sirenen hören. Die Stimuli in VR werden typischerweise in der visuellen und akustischen Modalität präsentiert, es können aber auch olfaktorische, taktile, haptische bzw. propriozeptive Reize in VR integriert werden (vgl. Kapitel 1.2 zur Bereitstellung sensorischer Informationen). Die meisten speziell für eine Exposition bezüglich des

Traumaerlebens verfügbaren VR-Szenarien beziehen sich aktuell auf Kriegsszenen zur Behandlung von PTBS.

VR-Exposition mit trauma-assoziierten Objekten und Situationen

Als weitere Art einer VR-Exposition bei Traumafolgestörungen können Patient:innen mit Situationen konfrontiert werden, in denen das Trauma passiert ist (und die die Patient:innen aufgrund ihrer traumatischen Erfahrung vermeiden oder die ein Wiedererleben auslösen), ohne jedoch das erlebte Trauma selbst bzw. die internale Erinnerung daran in VR nachzuerleben. Beispielsweise kann bei einer PTBS nach einem Unfall mit dem Auto eine Exposition bezüglich Autofahrens in VR durchgeführt werden, ohne einen Unfall zu simulieren. Hierfür können virtuelle Szenarien genutzt werden, wie sie z. B. für die Konfrontation mit spezifischen phobischen Objekten und Situationen verwendet werden (vgl. Kapitel 4.2.3). Auch können für die Traumaexposition entwickelte Szenarien (z. B. Kriegsszenarien) genutzt und die spezifischen traumatischen Events (z. B. Tod eines Kameraden) nicht gezeigt werden.

Ethische Aspekte der VR-Exposition mit traumatischen Ereignissen

In einer traditionellen Traumakonfrontation in sensu wird das vergangene traumatische Erlebnis gezielt wiedererinnert und imaginiert, dabei aber auch eine gewisse Distanz zum Geschehenen („Das war die Vergangenheit!") aufgebaut. VR hingegen hat den Anspruch, Patient:innen etwas als „real" erleben zu lassen, so als wären sie wirklich dort und als würde es wirklich geschehen. Bei einer starken Präsenz in einer technologisch auf dem neuesten Stand umgesetzten VR ist eine gewisse Distanz ggf. nicht (mehr) realisierbar. Deshalb muss hinterfragt werden, ob Patient:innen ein Ereignis oder Geschehen, das definitionsgemäß eine außergewöhnliche Bedrohung darstellt und geeignet ist, tiefgreifende Verzweiflung auszulösen, im Rahmen einer VR-Traumakonfrontation erneut erleben sollten – wenn auch „nur" in VR. Die Patient:innen zu instruieren, sich vorzustellen, die VR wäre „nicht echt", erscheint dabei eher als weniger geeignete Lösung, da dies der eigentlichen Intention des Mediums entgegensteht. Ein besser geeigneter Ansatz könnte sein, VR-Techniken des Unterbrechens, Pausierens oder Abmilderns der Konfrontation (z. B. Präsentation in schwarz-weiß, Zeitlupentempo der Handlung, Pause-Knopf in VR etc.) einzubauen, um bei einer Überwältigung eine gewisse Distanzierung herzustellen – so wie es auch in der imaginativen Konfrontation gerne angeleitet wird. Während der Einsatz von VR Patient:innen mit unzureichenden imaginativen Fertigkeiten eine Traumaexposition vielleicht erst ermöglicht, muss der Einsatz bei Patient:innen mit einer für In-sensu-Exposition ausreichenden Vorstellungsfähigkeit sorgfältig abgewogen werden. In den wenigen vergangenen Studien, die Nebenwirkungen untersuchten, fanden sich keine oder nur geringe Verschlechterungsraten durch VR- und AR-Interventionen bei PTBS (Eshuis et al., 2021). Allerdings sind mögliche Effekte einer zukünftig immer realistischeren Darstellung von

VR-Inhalten im Rahmen einer virtuellen Traumakonfrontation kontinuierlich zu untersuchen. Objektiv ungefährliche Situationen, die traumatische Erinnerungen oder Vermeidungsverhalten bei einer PTBS auslösen, können hingegen ohne ethische Bedenken in VR präsentiert werden, wie z. B. das Autofahren an sich ohne die Darstellung eines Unfalls.

4.2.10 Virtuelles Rescripting

Rescripting aversiver Erlebnisse im Rahmen einer VR-Intervention

Die Technik des Imaginary Rescriptings (deutsch: imaginatives Überschreiben), angewandt z. B. bei PTBS, aber auch bei anderen psychischen Störungen wie Essstörungen, kombiniert eine imaginative Exposition mit traumatischen bzw. aversiven Erlebnissen mit einer Überarbeitung dieser Erinnerungen durch vorgestellte Stärke- und Bewältigungsbilder. Auch diese Methode kann in VR angewandt werden, indem die traumatische oder aversive Erinnerung in VR simuliert wird (vgl. auch Kapitel 4.2.9) und dann entweder ein imaginatives Rescripting angeleitet wird oder die Situation direkt in VR verändert simuliert wird.

Eine exemplarische Anwendung bei Essstörungen ist ein Rescripting bezüglich Erlebnissen, in denen sich ein negatives Körperbild entwickelt hat oder verstärkt wurde. Solche Erlebnisse können Patient:innen in VR nachstellen (z. B., dass der Partner stichelnde Bemerkungen über die Figur macht), diese dann in VR erneut erleben und mittels kognitiver Techniken erarbeiten, welche Veränderungen notwendig wären, um sich besser zu fühlen. Schließlich kann die Szene in VR nochmals aus der Perspektive einer dritten Person erlebt werden, wobei die Patient:innen ihren ebenfalls in der virtuellen Szene dargestellten Avatar beruhigen und bestärken sollen, sich gegen die negative Bewertung des Körpers zu wehren.

4.2.11 VR-Zwangsexposition

Simulation zwangsauslösender Reize in VR

Bei Zwangshandlungen erfolgt eine Exposition mit zwangauslösenden Situationen, wobei die Reaktionsverhinderung darin besteht, neutralisierende bzw. kontrollierende Handlungen zu unterlassen. Zur Durchführung einer Konfrontation mit Kontaminationsängsten in VR werden z. B. eine Küche, ein Badezimmer oder eine Toilette genutzt. In diesen sind virtuelle Objekte mit steigendem Schwierigkeitsgrad hinsichtlich des Auslösens von Kontaminationsängsten implementiert, z. B. in der Küche Kühlschrankfächer, Küchenboden, Besteck, ein Mülleimer oder verfaulte Früchte. In anderen Anwendungen werden weitere Bereiche einer Zwangsstörung einbezogen. Beispielsweise sollen Patient:innen mit Kontrollzwängen in einem virtuellen Haus ein Fenster, die Eingangstür oder einen Wasserhahn öffnen und schließen, das Licht ein- und aus oder einen Gaskocher an- und ausschalten und nach einer Phase mit nicht zwangassoziierten Aufgaben alles einmal kontrollieren und dann das virtuelle Haus verlassen.

4.2.12 VR-Exposition mit Essensreizen

Virtuelle Darstellung hochkalorischer Getränke und Nahrungsmittel

Eine Exposition mit Reaktionsverhinderung mit vermiedenen Essensreizen beinhaltet die Betrachtung bzw. die Aufnahme bestimmter vermiedener oder furchtauslösender Nahrungsmittel, das Zulassen und Aushalten aufkommender Gefühle sowie ggf. das Unterlassen von Purging-Verhaltensweisen wie Erbrechen. In VR können beispielsweise hochkalorische Mahlzeiten oder Essenssituationen dargestellt werden, die bei Patient:innen aversive Gefühle auslösen und somit für eine Exposition geeignet sind. In einer exemplarischen Anwendung können Patient:innen z.B. virtuelle Nahrungsmittel „essen" und virtuelle Getränke „trinken", indem sie diese virtuell berühren, wobei die jeweiligen Kalorien schriftlich angezeigt werden.

4.2.13 VR-Körperexposition

Betrachtung unterschiedlicher virtueller Körperformen

Im Rahmen von Körperexpositionen konfrontieren sich Patient:innen mit dem eigenen oder einem veränderten Körperbild, entweder dem ganzen Körper oder spezifischen Teilen des Körpers. Hierdurch kann an kognitiven und emotionalen Störungen bezüglich der Wahrnehmung der Form des eigenen Körpers bzw. eigener Körperteile gearbeitet werden, etwa bei Essstörungen. Bei solchen Expositionsübungen in VR können unterschiedliche Körperformen (z.B. mit ansteigendem Gewicht bzw. BMI) dreidimensional dargestellt werden, sodass Patient:innen erarbeiten können, welche Form am besten ihren eigenen Körper und/oder ihren idealen Körper repräsentiert. Eine Möglichkeit ist dabei die virtuelle Spiegelexposition, bei der ein virtuelles Spiegelbild des tatsächlichen Körpers der Patient:innen oder aber auch eine veränderte Darstellung (größer bzw. kleiner, höherer bzw. niedrigerer Körperumfang, größere bzw. kleinere spezifische Körperteile etc.) gezeigt werden kann.

Embodiment unterschiedlicher Körperformen in VR

In einer erweiterten Form wird der Ansatz der Darstellung virtueller Körper mit unterschiedlichem BMI mit dem virtuellen Embodiment-Paradigma (vgl. Kapitel 2.3) kombiniert. Patient:innen können z.B. mittels Induktion einer *body illusion* in virtuelle Körper (Körper-Avatare) mit ansteigendem Gewicht bis hin zu einem Körper mit einem zuvor festgelegten, gesunden Zielgewicht schlüpfen, um sich mit Ängsten vor einer Gewichtszunahme zu konfrontieren. Dabei werden die Patient:innen angeleitet, sich der Reihe nach auf unterschiedliche Teile ihres virtuellen Körpers zu fokussieren, die zu diesem Zweck beleuchtet werden, wobei der Körperumfang des Avatars nach jeweiliger Abnahme der Angst kontinuierlich bis hin zu einem festgelegten Zielgewicht erhöht wird.

4.2.14 VR-Cue-Exposition und VR-Ablehnungstraining

„Cue-Exposure“ (deutsch: Schlüsselreiz-Exposition) bezeichnet die Auseinandersetzung mit Hinweisreizen, die bei Patient:innen eine Craving-Reaktion auslösen. Hierzu zählen Suchtmittel, wie z. B. Tabak oder Alkohol, aber auch Essensreize und bestimmte (soziale) Kontexte, in denen z. B. die Suchtmittel eingenommen wurden. Die Cue-Exposition, die das Aushalten des Verlangens und die Verhinderung des Konsumverhaltens beinhaltet, kann auch mit einem Ablehnungstraining bezüglich der Reize kombiniert werden. In VR werden Reize für die Cue-Exposition visuell, akustisch und/oder olfaktorisch (z. B. Zigarettenrauch oder Geruch alkoholischer Getränke) präsentiert.

VR-Cue-Exposition bezüglich tabak-, alkohol- oder opioid-assoziierten Reizen

Bei einer Tabakentwöhnung mithilfe von VR werden Patient:innen z. B. mit virtuellen Situationen konfrontiert, in denen Menschen rauchen, Kaffee oder Alkohol trinken oder eine Zigarette angeboten bekommen, z. B. zu Hause, beim Warten auf der Straße, auf einer Party, an der Bushaltestelle, im Innenhof des Büros oder auf einem Balkon, wobei in die Situationen virtuelle Reize wie Aschenbecher, Feuerzeuge etc. integriert werden (z. B. Schröder et al., 2024). Die Patient:innen können dann z. B. instruiert werden, in der VR Zigarettenpackungen zu öffnen bzw. Zigaretten abzulehnen. Bei VR-Cue-Exposition bei Alkoholabhängigkeit werden Patient:innen z. B. in virtuellen Trinkumgebungen angeleitet, ein virtuelles alkoholisches Getränk in die Hand zu nehmen, es zu betrachten, aber es nicht virtuell zu trinken. Bei Opioidabhängigkeit werden z. B. die Substanzen oder damit assoziierte Reize (Spritzen, Tablettenblister, Herointütchen etc.) virtuell dargestellt.

VR-Cue-Exposition bezüglich essens-assoziierter Reize

Eine Cue-Exposition in Bezug auf Essensreize besteht in der Konfrontation mit hochkalorischen Lebensmitteln und assoziierten Situationen als Hinweisreize für Binge-Eating- und assoziiertes Verhalten, wie z. B. den Einkauf hochkalorischer Lebensmittel. In VR können sowohl virtuelle Lebensmittel (von Kuchen bis Kartoffel-Wedges) und Getränke als auch Risikosituationen (wie z. B. die Küche, ein Restaurant, vor dem Fernseher) dargestellt werden. Die Cue-Exposition kann auch mit dem Training von Essens-, Emotions- und Beziehungsmanagementfertigkeiten sowie generellen Entscheidungs- und Problemlöseskills kombiniert werden.

4.2.15 VR-Exposition mit externalisierten akustisch-verbalen Halluzinationen

Darstellung eines Stimmen-Avatars in VR

Für Patient:innen mit akustisch-verbalen Halluzinationen in Form von Stimmenhören ist ein aktueller Behandlungsansatz, mit den Stimmen in einen Dialog zu treten, um einen konstruktiveren Umgang mit ihnen zu etablieren. Um die Stimmen nicht imaginieren zu müssen, können diese auditiv und visuell externalisiert und symbolisiert werden. Die ursprünglich als „AVATAR-Therapie" am Computerbildschirm umgesetzte Behandlung, wurde inzwischen in die VR transferiert („VR-assistierte Therapie", z. B. Du Sert et al., 2018). Dabei erstellen Patient:innen einen virtuellen Avatar, der die Halluzination visuell und akustisch repräsentiert. Dazu stellen sie sich eine Person vor, die die Quelle der Stimmen sein könnte, die sie hören, die dann als virtuelle Person erstellt wird (insbesondere das Gesicht). Die Sprachinhalte werden von den Psychotherapeut:innen eingesprochen, wobei die Stimme so verändert wird, dass sie wie die Halluzination klingt. Die Patient:innen werden schließlich therapeutisch angeleitet, mit dem Stimmen-Avatar in VR in einen Dialog zu treten und dabei ihre Emotionsregulation und Selbstsicherheit zu verbessern, z. B., indem sie sich dem Avatar mit ihren Stärken vorstellen und dieser immer weniger beleidigend und stärker unterstützend reagiert.

4.3 Kompetenztrainings in VR

4.3.1 Therapeutische Rollenspiele und Soziale Kompetenztrainings in VR

In virtuellen sozialen Situationen Verhaltensalternativen erproben

In therapeutischen Rollenspielen werden soziale Situationen im geschützten Rahmen inszeniert, um verhaltensbezogene Reaktionen der Patient:innen zu bearbeiten. In VR interagieren die Patient:innen dabei mit einem:einer oder mehreren Agent:innen bzw. Avataren. Anders als in der Exposition mit virtuellen sozialen Situationen oder in virtuellen Verhaltensexperimenten liegt der Fokus dabei nicht auf einer Konfrontation mit Ängsten oder anderen als unangenehm erlebten Emotionen. Stattdessen werden z. B. in Konfliktgesprächen mit einem:einer virtuellen Vorgesetzten, in virtuellen Bewerbungsgesprächen oder in einem virtuellen Paarkonflikt jeweils unterschiedliche Verhaltensalternativen erprobt, eingeübt und deren Wirkung reflektiert.

Soziale Kompetenz-, Kommunikations- sowie Aggressions- und Ärgerkontrolltrainings in VR

In virtuellen Sozialen Kompetenztrainings können Patient:innen speziell ein selbstsicheres Verhalten in virtuellen sozialen Situationen trainieren. Beispielsweise werden sie instruiert, in einem virtuellen Zugabteil ihren reservierten, aber durch eine andere Person besetzten Platz einzunehmen oder ein Kleidungsstück in einem virtuellen Laden zurückzugeben. Ähnliche Ansätze werden bei Kommunikationstrainings sowie Aggressions- bzw. Ärgerkontrolltrainings in VR verfolgt.

Perspektivenübernahme, Rollenwechsel und Mentalisierung in VR

Innerhalb von virtuellen Rollenspielen oder virtuellen systemischen Aufstellungen kann sich zur vertieften Bearbeitung ein Perspektiv- bzw. Rollenwechsel anbieten. Dabei bietet VR die Möglichkeit, sich selbst von außen zu betrachten, indem für die eigene Person ein Avatar konstruiert wird, den die Patient:innen aus der „Kameraperspektive" oder aus der Perspektive eines:einer anderen beteiligten Agent:in oder eines Avatars betrachten können. Nehmen sie die Perspektive einer anderen virtuellen Person ein, können die Patient:innen sogar deren virtuellen Körper übernehmen und aus deren Rolle heraus in VR handeln. So kann z. B. das eigene Verhalten in Konflikten mit anderen Personen virtuell dargestellt, aufgezeichnet und dann aus einer Außenperspektive bzw. der Perspektive einer anderen beteiligten virtuellen Person betrachtet und bearbeitet werden. Bei systemischen Aufstellungen in VR könnte ein:eine Patient:in beispielsweise die eigene Person und relevante Gegenüber in Form von virtuellen Stellvertreter:innen in VR von außen betrachten und abwechselnd unterschiedliche Perspektiven einnehmen. VR-Anwendungen mit der Möglichkeit zum Rollenwechsel können auch zur Steigerung des Selbstmitgefühls genutzt werden. Je nach Anwendung erhalten Nutzer:innen z. B. zunächst Informationen über verschiedene Stufen einer mitfühlenden Reaktion und erlernen und üben dann entsprechende Sätze bzw. (Selbst-)Instruktionen. Im Rahmen einer VR-Embodiment-Anwendung schlüpfen die Patient:innen z. B. in den virtuellen Körper eines Erwachsenen und sollen mitfühlend auf ein weinendes virtuelles Kind reagieren. Anschließend schlüpfen sie in den virtuellen Körper des Kindes und erleben in dieser Rolle die zuvor aufgezeichnete Handlung des virtuellen Erwachsenen.

4.3.2 Soziale Kognitionstrainings in VR

Wahrnehmung und Interpretation sozialer Situationen in VR

Bei sozialen Kognitionstrainings in VR werden Situationen ähnlich dem virtuellen sozialen Kompetenztraining genutzt, beispielsweise das Bestellen von Essen in einem Restaurant, das Erscheinen eines aufdringlichen Fremden an einer Bushaltestelle oder eine soziale Situation in einem Klassenzimmer oder auf einer Geburtstagsfeier. Zum Training sozialer Kognitionen wird hier jedoch auf die Decodierung sozialer Interaktionen und Kontexte, die Interpretation der Emotionen und Intentionen der anderen Agent:innen, das Nachdenken über unterschiedliche Verhaltensmöglichkeiten sowie die

Entscheidung für ein Verhalten fokussiert. Eine Problematik hierbei besteht noch in der Darstellung valide erkennbarer emotionaler Gesichtsausdrücke bei virtuellen Agent:innen.

4.3.3 Stressbewältigungstrainings in VR

Training von Bewältigungsskills in virtuellen Stresssituationen

In einem Stressimpfungstraining werden Bewältigungsfertigkeiten erlernt und deren Anwendung in realitätsnahen stressreichen Situationen trainiert. Bei einer Umsetzung in VR können hierzu problemrelevante virtuelle Umgebungen (z. B. eine stressreiche Arbeitsumgebung) genutzt werden. Als Techniken zur Stressbewältigung können direkt in dieser virtuellen Stresssituation z. B. ein virtuelles Entspannungstraining mit autogenem Training, Progressiver Muskelrelaxation (PMR), Atemtechniken oder Self-Monitoring-Übungen zur Beobachtung von Emotionen, Gedanken und Verhaltensweisen angeleitet werden.

4.4 Weitere psychotherapeutische Methoden und Techniken in VR

4.4.1 Verhaltensaktivierung in VR

Aufbau positiver Aktivitäten in VR

Bei der Verhaltensaktivierung und dem Aufbau positiver Aktivitäten haben Patient:innen anfangs oft Schwierigkeiten in der Umsetzung. Die Durchführung in VR kann die Motivation erhöhen und die Hemmschwelle senken. In exemplarischen Anwendungen können Patient:innen in VR z. B. mit Delfinen schwimmen, Slalom-Ski fahren, Achterbahn fahren oder einen Sonnenuntergang am Strand beobachten. Ebenfalls können für eine Verhaltensaktivierung in VR speziell körperliche Aktivitäten (z. B. Tennis, Boxen, Fahrradfahren durch die Natur) oder soziale Aktivitäten (z. B. mit jemandem Brettspiele spielen oder Karaoke singen) durchgeführt werden. Die Durchführung dieser positiven Aktivitäten in VR sollte in ein Gesamtprogramm zur Verhaltensaktivierung integriert werden.

4.4.2 Achtsamkeit in VR

Achtsamkeitsübungen in VR

In Achtsamkeitstrainings erlernen Patient:innen, den gegenwärtigen Moment absichtsvoll und nicht wertend wahrzunehmen. In den meisten VR-Achtsamkeitsinterventionen werden virtuelle Naturumgebungen genutzt und dort entsprechende Übungen angeleitet, z. B. *guided focused attention meditation* (deutsch: geführte Meditation zu fokussierter Aufmerksamkeit) und *loving kindness meditation* (deutsch: Meditation zu innerer Güte). Bei der Umsetzung eines spezifischen DBT-Skillstrainings zu Achtsamkeit in VR lassen sich Nutzer:innen z. B. einen virtuellen Fluss hinuntertreiben und hören dabei Tonaufnahmen, die Achtsamkeit und das Konzept des „wise mind" erklären, Achtsamkeit beim Sehen und Hören instruieren oder eine Imagination als Symbol für die Annäherung an den inneren „wise mind" anleiten (Navarro-Haro et al., 2016).

4.4.3 Entspannung, Hypnose und Biofeedback in VR

VR-Entspannung

Als weitere Hauptanwendung von VR in der Psychotherapie – neben der VR-Expositionstherapie – ist die Umsetzung von Entspannungsinterventionen zu nennen. Bei Entspannungsinterventionen geht es darum, körperliche und seelische Anspannung abzubauen. In VR werden Entspannungsverfahren häufig in virtuellen Naturumgebungen durchgeführt. Nutzer:innen explorieren z. B. einen Strand oder Wasserfall und erhalten Entspannungsinstruktionen basierend auf PMR, autogenem Training, Atemtechniken oder geführten Meditationen mit dem Ziel der Entspannung.

VR-Hypnotherapie

Während einer Hypnose schließen Patient:innen typischerweise ihre Augen und lassen entsprechend den Suggestionen des:der Hypnotherapeut:in innere Bilder entstehen. Bei der Hypnotherapie in VR werden die Bilder hingegen in VR präsentiert bzw. durch die VR unterstützt. Ein Anwendungsfeld ist die Schmerztherapie, bei der die Möglichkeiten der VR zur Ablenkung und zum Ausblenden der aktuellen Situation schon länger erfolgreich zur Schmerzreduktion eingesetzt werden. In der Hypnotherapie werden zusätzlich Mechanismen der Suggestion genutzt. In virtuellen Umsetzungen treiben Schmerzpatient:innen z. B. einen virtuellen Fluss hinunter, wobei sie Zahlen von eins bis zehn sehen und ein immer entspannterer Zustand suggeriert wird. Im Anschluss wird in der VR ein Tal mit üppiger Vegetation und einem See präsentiert. Dort werden Suggestionen beispielsweise zum Glücklichsein, zur Kontrolle über Schmerzen und zu gutem Schlaf gegeben. Zum Abschluss wird die Trance zurückgenommen.

VR-Biofeedback

Bei einer Biofeedback-Anwendung werden typischerweise peripherphysiologische oder aber auch zentralnervöse Maße (z. B. Hautleitfähigkeit, Herzrate oder elektrokortikale Aktivität) über Sensoren erfasst, die Signale aufbereitet und den Patient:innen Veränderungen in verständlicher Weise zurückgemeldet. Virtuelle Biofeedback-Anwendungen nutzen meist virtuelle Naturkulissen als Umgebung für die Durchführung der Intervention. Die Mehrzahl der VR-Biofeedback-Anwendungen meldet die Herzrate oder die Herzratenvariabilität zurück, z. B. indem durch eine sinkende Herzrate die Intensität eines virtuellen Lagerfeuers reduziert werden kann oder die Bewegungen virtueller Wellen auf einem Meer abflachen. Alternativ üben Nutzer:innen auch die Zwerchfellatmung und können durch die dadurch induzierte erhöhte Herzratenvariabilität den Himmel von Wolken befreien, ein Lagerfeuer entzünden oder die Segel eines Bootes setzen (Blum et al., 2019).

4.4.4 Eye-Tracking-gestütztes Aufmerksamkeitsfeedback in VR

Modifikation von Aufmerksamkeitsprozessen durch Rückmeldung des Blickfokus in VR

Der Einsatz von Eye-Tracking in VR bietet auch die Möglichkeit zu erfassen, wohin Patient:innen blicken, ob sie z. B. den visuellen Aufmerksamkeitsfokus auf bestimmte Objekte richten, den Blickkontakt mit Agent:innen vermeiden (z. B. im Rahmen von Vermeidungsverhalten) oder ihren Blickfokus häufig wechseln. Dies kann sowohl diagnostisch (z. B. zur Erfassung von Aufmerksamkeit) als auch therapeutisch (z. B. zur Rückmeldung des Aufmerksamkeitsfokus und dessen Veränderungen) genutzt werden. In der technischen Umsetzung kann eine VR-Brille mit eingebautem Eye-Tracker verwendet werden, der Echtzeit-Daten über die Augenbewegungen bzw. Blickrichtung der Nutzer:innen in VR liefert. Ein Beispiel für die Anwendung ist das Serious Game „SpEYEders", das in der Expositionstherapie bei Kindern mit Spinnenangst eingesetzt wird und ein Echtzeit-Monitoring des Blickfokus sowie dessen Rückmeldung nutzt (Wechsler et al., 2024; siehe auch https://www.youtube.com/watch?v=UFW_zPpFF8M).

4.4.5 (Neuro-)kognitive Methoden und Techniken in VR

Ziele (neuro-)kognitiver Trainings sind eine Verbesserung kognitiver und exekutiver Funktionen wie Aufmerksamkeit, Konzentration, Gedächtnis, Lernen, Sprache, Wortflüssigkeit, motorische, visuospatiale und sozialkognitive Funktionen sowie Verarbeitungsgeschwindigkeit. Gerade bei Trainings zur Wiedererlangung von durch Verletzungen des Gehirns eingeschränkten kognitiven Funktionen ist ausdauernde Übung ein zentraler Wirkfaktor. Deshalb wurde in diesen Bereichen früh auf die Gamification als Motivationsfaktor gesetzt und z. B. motorische Übungen durch virtuelle Ballspiele attraktiver gemacht.

Alltagsfernes und -nahes Training kognitiver Funktionen in VR möglich

Innerhalb virtueller kognitiver Trainings werden teilweise abstrakte und teilweise alltagsnahe Übungen zur Verbesserung kognitiver Funktionen in VR umgesetzt. In einer Anwendung zur Verbesserung der Merkfähigkeit sollen sich Patient:innen z. B. nicht nur eine Liste von Items merken, sondern diese auch in einem virtuellen Supermarkt kaufen. Bei einem VR-Training der Aufmerksamkeit für Menschen mit Schizophrenie können diese in virtuellen Umgebungen (z. B. Park, Strand) z. B. Daueraufmerksamkeit trainieren, indem sie auf sich zufliegende virtuelle Bälle fangen, selektive Aufmerksamkeit einüben, indem sie bestimmte virtuelle Blumen pflücken, und ihre selektive und geteilte Aufmerksamkeit in Kombination verbessern, indem sie bestimmte Flaschen aufsammeln, während sie durch virtuelle zu befolgende Lautsprecherinstruktionen unterbrochen werden. Alltagsnäher gestaltet ist z. B. ein virtuelles Training exekutiver Funktionen und des Gehens mit zusätzlichen Aufmerksamkeitsanforderungen für Menschen mit leichter kognitiver Störung. Dabei nutzen sie ein virtuelles öffentliches Verkehrsmittel, suchen einen auf einer Karte eingezeichneten Laden und in diesem Laden Gegenstände, die sie kaufen, oder sie bereiten in einer Küche ein bestimmtes Gericht zu. Teilweise werden virtuelle kognitive Übungen auch als (Fantasie-) Spiele konzipiert. In einer VR-Anwendung zum Training vielfältiger kognitiver Fertigkeiten bei Kindern mit ADHS werden Aufgaben zum Training des Arbeitsgedächtnisses und der kognitiven Flexibilität, der anhaltenden Aufmerksamkeit, der Inhibitionskontrolle, der visuospatialen Fertigkeit, der Planungsfähigkeit, des schlussfolgernden Denkens sowie der Rechenfähigkeiten beispielsweise mithilfe kleiner Serious Games umgesetzt (Rodrigo-Yanguas et al., 2021). Auch das für die ökologisch valide Aufmerksamkeitsdiagnostik von ADHS entwickelte virtuelle Klassenzimmer (vgl. Kapitel 3.2, Abschnitt „Verhaltensdiagnostik in VR“) wird für das Training kognitiver Fähigkeiten, insbesondere für die Verbesserung der Aufmerksamkeitslenkung bei ADHS eingesetzt. Für das Training werden entsprechende kognitive Aufgaben im virtuellen Klassenzimmer geübt.

5 Wirksamkeit für spezifische Störungsbilder

Befunde zur Wirksamkeit von VR-Interventionen bei mehreren psychischen und neuropsychologischen Störungsbildern verfügbar

Wissenschaftliche Ergebnisse zur Wirksamkeit von VR-Interventionen finden sich in Leitlinien, Fachkompendien sowie in aktuellen Studien, systematischen Reviews und Metaanalysen. Im Folgenden stellen wir für psychische und neuropsychologische Störungsbilder mit einer bereits aussagekräftigen Evidenzlage zentrale empirische Befunde zur Wirksamkeit von (immersiven und interaktiven) VR-Interventionen dar. Wir berichten dabei Ergebnisse aus Metaanalysen, die randomisiert-kontrollierte Studien (RCTs) an Patient:innen zum Vergleich der VR-Intervention mit einer bewährten psychotherapeutischen Behandlung quantitativ zusammenfassen. Bei einem Mangel an metaanalytischen Befunden stellen wir exemplarisch Ergebnisse aus RCTs vor, die erste Hinweise auf die Wirksamkeit geben. Außerdem gehen wir auf Leitlinien ein, in denen bereits VR-Anwendungen empfohlen werden.

Fortlaufend neue und ergänzende Forschungsergebnisse zu VR in der Psychotherapie

Für einige Störungsbilder ist die Evidenzlage noch nicht ausreichend aussagekräftig – z. B. gibt es zu VR in der Behandlung von Zwangsstörungen, Suchtstörungen, Depressionen und Persönlichkeitsstörungen zwar erste Befunde, aber es ist noch weitere Forschung notwendig, um die Wirksamkeit empirisch gesichert darstellen zu können. In solchen Fällen – sowie bei allgemeinem Interesse an qualitativen Zusammenfassungen von Einzelstudien zu VR-Interventionen bei spezifischen Störungen – möchten wir auf systematische Reviews z. B. von Wiebe et al. (2022) sowie auf entsprechende Originalstudien verweisen.

5.1 Angststörungen

Über verschiedene Angststörungen hinweg zeigt sich eine sehr gute Wirksamkeit von VR-Interventionen (im Vergleich zu passiven Kontrollgruppen) sowie eine mittel- bis langfristige Aufrechterhaltung des Therapieerfolgs, wobei die Follow-up-Zeiträume meist zwischen drei und sechs Monaten liegen und nur selten längerfristige Effekte betrachtet werden. Darüber hinaus ist auch von einer annähernden Gleichwertigkeit der VR-Interventionen im Vergleich zu konventionellen Behandlungen auszugehen (z. B. Schröder et al., 2023). Dies gilt auch für den Vergleich von VR mit In-vivo-Exposition. Dies ist ein sehr positives Ergebnis, da eine In-vivo-Exposition aufgrund des hohen organisatorischen Aufwands oft nicht durchführbar ist. Die hohe Heterogenität der Effektstärken zwischen einzelnen Studien weist außerdem darauf hin, dass VR je nach Umsetzung schlechter, aber auch besser als die konventionelle Therapie wirken kann – somit sind sogar Vorteile gegenüber einer In-vivo-Exposition möglich. Für Kinder und Jugendliche liegt bisher für die Behandlung von Angst in VR erst ein RCT mit positivem Ergebnis vor.

Übertragbarkeit der Erfolge in die Realität – Befunde zu Spezifischen Phobien

Eine Metaanalyse über Studien zu Spezifischen Phobien zeigte keine Unterschiede zwischen VR- und In-vivo-Exposition in Verhaltenstests bezüglich realer Situationen (z. B. eine echte Spinne berühren) direkt nach der Behandlung und zum Follow-up (Morina et al., 2015). Zusätzlich zeigt die Erfahrung in unzähligen VR-Expositionen, dass Patient:innen (direkt) nach der Bewältigung der VR-Szenarien sehr motiviert sind, das Erlernte in der Realität umzusetzen. Dieser motivationale Schub sollte durch das Einplanen eines zeitnahen Transfers genutzt werden.

Vergleichbare Wirksamkeit von VR und In-vivo-Exposition bei Spezifischen Phobien

Speziell bei *Spezifischen Phobien* stellte sich der Gold-Standard In-vivo-Exposition in Metaanalysen als nicht signifikant wirksamer heraus als VR-Exposition (z. B. Wechsler et al., 2019). In den eingeschlossenen Studien wurde VR-Exposition insbesondere bei Spinnen-, Flug- und Höhenangst durchgeführt. Für diese Störungen gibt es auch bereits eine Leitlinienempfehlung für VR-Exposition (vgl. Kasten). Zusätzlich gibt es Wirksamkeitsnachweise für VR-Exposition bezüglich weiterer spezifischer phobischer Objekte und Situationen wie Autofahren, Zahnbehandlungen, Blut, Spritzen und Verletzungen, Gewitter, Hunde oder dem Eingeschlossensein.

AWMF-Leitlinienempfehlungen für VR-Exposition bei Angststörungen

Laut der AWMF-Leitlinie zur Behandlung von Angststörungen (Bandelow et al., 2021) soll Patient:innen mit einer Spezifischen Phobie eine Verhaltenstherapie unter Nutzung von Expositionselementen angeboten werden. *Eine VR-Exposition soll dabei Patient:innen mit einer Höhen-, Spinnen- oder Flugphobie angeboten werden, wenn eine In-vivo-Exposition nicht verfügbar oder möglich ist.*

Bei Sozialen Angststörungen soll eine KVT angeboten werden, die sich an empirisch fundierten Manualen orientiert und als Einzelbehandlung durchgeführt wird. *Eine VR-Exposition kann Patient:innen mit einer Sozialen Angststörung (Soziale Phobie) als Ergänzung zu einer solchen Standardtherapie angeboten werden.*

VR als Ergänzung zur Standard-KVT bei Sozialer Angststörung

Bei *Sozialer Angststörung* zeigen mehrere Metaanalysen einen positiven Therapieeffekt von VR-Anwendungen, der auch über Follow-up-Zeiträume von bis zu sechs Monaten aufrechterhalten bleibt. Ebenso ergibt sich kein signifikanter Unterschied zwischen VR-Exposition und konventionellen Behandlungen inklusive In-vivo-Exposition für Untersuchungszeiträume von bis zu einem Jahr nach der Therapie, wobei in den Studien teilweise nicht die Dosis (Anzahl und Dauer) der In-vivo- und VR-Expositionssitzungen kontrolliert wurde. In einer darauf spezialisierten Metaanalyse zeigte sich eine geringere Wirksamkeit von VR-Exposition im Vergleich zu einer gleichen Dosis In-vivo-Exposition, wobei die Befunde der einbezogenen Studien von einer Unter- bis zu einer Überlegenheit von VR-Exposition reichten (Wechsler et al., 2019). In den in die Metaanalysen eingeschlossenen Studien wurden VR-Expositionen teilweise mit weiteren KVT-Interventionen (z. B. kognitive Umstrukturierung) kombiniert. Empirische und theoretische Erkenntnisse deuten darauf hin, dass diese Kombination wirksamer sein könnte als reine VR-Exposition (z. B. Tan et al., 2024). Die aktuelle Leitlinie empfiehlt VR-Exposition bei Sozialer Angststörung derzeit bereits als Ergänzung zu einer Standard-KVT (vgl. Kasten vorher).

Positive Ergebnisse für VR-Exposition kombiniert mit KVT-Interventionen bei Agoraphobie

Auch bei *Agoraphobie mit und ohne Panikstörung* ist VR-Exposition laut einer Metaanalyse bei gleicher Anzahl und Dauer der Anwendungen nicht weniger wirksam als In-vivo-Exposition (Wechsler et al., 2019). Auch laut weiteren aktuellen Metaanalysen werden beim Ersatz von In-vivo-Exposition durch VR-Exposition innerhalb eines KVT-Gesamtbehandlungsprogramms keine signifikant schlechteren Ergebnisse erzielt. Speziell für die *Panikstörung* ergaben sich in einer Metaregression Hinweise darauf, dass VR-Interventionen signifikant weniger wirksam sein könnten als eine konventionelle Behandlung (Schröder et al., 2023). Dies kann auch daran liegen, dass in entsprechenden Studien interozeptive Exposition in VR nur ein Bestandteil neben einem Hauptfokus auf VR-Exposition mit externalen, agoraphobischen Situationen war – d.h., dass die VR-Therapie ggf. nicht ausreichend spezifisch war. Spezifische Studien zu interozeptiver VR-Exposition bei Patient:innen mit ausschließlich einer Panikstörung sind deshalb abzuwarten. Die aktuelle Leitlinie empfiehlt die Durchführung von VR-Exposition bei Panikstörung bzw. Agoraphobie derzeit (noch) nicht, wobei dies für die Agoraphobie im Kontrast zu aktuellen Befunden steht. Die wenigen vorliegenden RCTs bei *Generalisierter Angststörung* zeigen uneinheitliche Befunde, und auch in der Leitlinie wird noch keine Empfehlung ausgesprochen.

Sicherheit der VR-Exposition bei Angststörungen und PTBS

In Bezug auf die Frage nach potenziellen Verschlechterungen der Symptomatik durch VR-Exposition wurden in einem metaanalytischen Design mit 14 Studien verschiedene Angststörungen und PTBS untersucht. Es ergab sich eine mit anderen Behandlungen vergleichbare Rate an Verschlechterungen (ca. 4%). Dies ist ein wichtiger Beleg für die Sicherheit der VR-Exposition (Fernández-Álvarez et al., 2019). Mehrere metaanalytische Untersuchungen zeigten auch keine negativen Effekte bezüglich Therapieabbrüchen (z.B. Benbow & Anderson, 2019).

5.2 Posttraumatische Belastungsstörung (PTBS)

VR-Traumaexposition bei PTBS

Metaanalytische Befunde zur VR-Expositionstherapie bei *Posttraumatischer Belastungsstörung* (PTBS) zeigten bessere Ergebnisse als passive Kontrollgruppen und keinen signifikanten Unterschied zu aktiven Kontrollgruppen (konventionelle Interventionen mit und ohne Traumakonfrontation; z.B. Eshuis et al., 2021). Ein ausschließlicher Vergleich von VR-Exposition mit imaginativer Traumakonfrontation und ggf. zusätzlicher In-vivo-Exposition existiert noch nicht. Außerdem ist die bisher noch hohe Heterogenität der Ergebnisse, die Überrepräsentation von militärischen Stichproben, die teilweise mangelhafte Studienqualität und die fehlende Erfassung von Nebenwirkungen insbesondere bezüglich der im Vergleich zur imaginativen Exposition ggf. realistischeren VR-Exposition zu bemängeln. In der AWMF-S3-Leitlinie zu Posttraumatischer Belastungsstörung von 2019 werden Expositionsbehandlungen in VR bereits erwähnt – jedoch mit dem Hinweis auf eine noch unzureichende Studienlage für eine Empfehlung.

5.3 Essstörungen

Aktuell gibt es keine Metaanalysen über RCTs zu ausschließlich immersiven und interaktiven VR-Anwendungen bei Essstörungen *(Anorexia nervosa, Bulimia nervosa, Binge-Eating-Störung)*. RCTs zeigten Vorteile einer VR-unterstützten KVT (Kombination aus KVT-Gruppentherapie und VR-Interventionen; u. a. Erlernen von Ess-, Emotions- und Beziehungsmanagement, Entscheidungsfindungs- und Problemlöseskills in virtuellen Risikosituationen sowie virtuelles Body Image Rescripting oder virtuelle Spiegelexposition) im Vergleich zu einer Standardbehandlung bei Patient:innen mit Bulimie (z. B. Sansoni et al., 2024) sowie im Vergleich zu einer regulären KVT bei Patient:innen mit Binge-Eating-Störung und Anorexie sowie Bulimie. Ein RCT zur VR-Körperexposition mit virtuellem Körpertausch (vgl. Kapitel 4.2.13) als Ergänzung zu einer regulären KVT im Vergleich zu nur der regulären KVT zeigte ebenfalls Vorteile. Eine entsprechende Leitlinienempfehlung liegt derzeit noch nicht vor.

VR-Körperexposition bzw. VR-Body Image Rescripting im Rahmen einer KVT bei Essstörungen

5.4 Schizophrenie und psychotische Störungen

RCTs zur Auseinandersetzung mit in VR externalisierten akustisch-verbalen Halluzinationen (AVATAR-Therapie in VR bzw. VR-assistierte Therapie; vgl. Kapitel 4.2.15) zeigten, dass sich Patient:innen mit *behandlungsresistentem Stimmenhören* durch die VR-Therapie stärker verbesserten als durch eine Standardbehandlung und vergleichbar stark wie durch eine spezifische KVT für akustische Halluzinationen (z. B. Dellazizzo et al., 2021).

Vergleichbare Effekte von VR-Exposition bei akustisch-verbalen Halluzinationen und spezifischer KVT

Sowohl RCTs zu Verhaltensexperimenten in VR zur Reduktion des Vermeidungsverhaltens bezüglich paranoid verarbeiteter, sozialer Situationen (z. B. die VR-Therapie GameChange) als auch wenige RCTs zu virtuellem kognitivem Training bei Menschen mit *Schizophrenie* zeigen positive Effekte im Vergleich zu einer Standardbehandlung (z. B. Freeman et al., 2022), aber keine Überlegenheit gegenüber VR-Vergleichsgruppen wie virtuelle Entspannung. Die großbritannische NICE Early Value Assessment Guideline zu digitalen Gesundheitstechnologien zum Management von Psychosesymptomen sowie

Abbau von Vermeidungsverhalten, kognitives Training und Rollenspiele in VR bei Schizophrenie

zur Rückfallprävention (www.nice.org.uk/guidance/hte17) empfiehlt die VR-Therapie GameChange schon bei Psychosen mit starkem agoraphobischem Vermeidungsverhalten, fordert aber noch weitere Forschung für eine abschließende Bewertung. Ein RCT zu VR-Rollenspielen zeigt Vor-, aber auch Nachteile gegenüber In-vivo-Rollenspielen. Weitere Forschung ist hier abzuwarten.

5.5 Autismus-Spektrum-Störung (ASS)

VR bei ASS zur Unterstützung von sozial-kognitiven Trainings

Zu VR-Interventionen bei *Autismus-Spektrum-Störung* (ASS) existieren vorrangig Ergebnisse aus Studien mit Kindern und Jugendlichen. So zeigten sich in einer Metaanalyse über RCTs zu den Effekten von VR-Interventionen zum Training emotionaler, sozialer und kognitiver Fertigkeiten bei Kindern und Jugendlichen im Vergleich zu aktiven und passiven Kontrollgruppen bei den Patient:innen der VR-Gruppen zum Post-Zeitpunkt signifikant bessere emotionale und soziale Fertigkeiten (Mittal et al., 2024). In der AWMF-S3-Leitlinie zur Therapie bei ASS im Kindes-, Jugend- und Erwachsenenalter von 2021 werden virtuelle Umgebungen zwar in einer Empfehlung erwähnt, darunter aber nur Interventionen in virtuellen Umgebungen gefasst, die auf einem regulären Computer-Monitor präsentiert werden.

5.6 Aufmerksamkeitsdefizit-/ Hyperaktivitätsstörung (ADHS)

Training in virtuellen Klassenzimmern bei ADHS

In einer aktuellen Metaanalyse mit insgesamt sieben RCTs konnte belegt werden, dass in einem virtuellen Klassenzimmer durchgeführte kognitive Trainings sowohl speziell die Aufmerksamkeit als auch generell die kognitive Leistungsfähigkeit bei Kindern mit *Aufmerksamkeitsdefizit-/Hyperaktivitätsstörung* (ADHS) deutlich erhöhen (Corrigan et al., 2023). Außerdem zeigte die Metaanalyse, dass das VR-Training keine Probleme bezüglich Nebenwirkungen oder der Drop-out-Rate mit sich bringt. Allerdings beinhalten die Studien noch eine überschaubare Anzahl an Patient:innen, teilweise Einschränkungen in der Qualität (teilweise keine formale Diagnose der Proband:innen) und keine Aussage über die Dauer der Effekte.

5.7 Chronische Schmerzstörung

VR zur Ablenkung und Motivation bei chronischen Schmerzen

Für die Behandlung von *chronischen Schmerzen* werden typischerweise motorikbezogene rehabilitative Trainings angewandt und die ablenkende und motivierende Komponente von VR genutzt. Es liegt eine Metaanalyse vor, die neun RCTs zur VR-Therapie bei chronischen Rückenschmerzen untersucht (Grassini, 2022). Das Ergebnis belegt einen Effekt der VR-Interventionen gegenüber einer Kontrollbedingung (care as usual), nicht aber gegenüber einer Alternativbehandlung. Zusammenfassend kann festgestellt werden, dass erste positive Ergebnisse zur Wirksamkeit vorliegen, aber auch, dass noch deutlich mehr Forschung notwendig ist.

5.8 Neuropsychologische Symptome aufgrund erworbener Gehirnschädigung

Positive Befunde von VR zur Neurorehabilitation

Auch im Bereich neuropsychologischer Symptome aufgrund erworbener Gehirnschädigung gibt es bereits erste vielversprechende Befunde zur Nutzung von VR für virtuelle kognitive Rehabilitationstrainings (z. B. unter Nutzung von Laufbändern für Gleichgewichtsübungen) u. a. bei leichter kognitiver Störung, Demenz, Schlaganfall, Parkinson, Multipler Sklerose oder Wirbelsäulenverletzungen. Für diese Störungsbilder wurden zunächst Computerspiele genutzt und entwickelt, um insbesondere die Motivation zur wiederholten Durchführung von rehabilitativen Übungen zu steigern. Daraus ergibt sich, dass in diesem Bereich unter dem Begriff VR auch viele Trainings zu nicht immersiven Anwendungen (z. B. Präsentation auf PC-Bildschirmen) untersucht wurden und auf diese Studien aufbauende Metaanalysen noch nicht das volle Potenzial von VR abbilden. Einen Überblick zu bereits existierenden Metaanalysen gibt z. B. Voinescu et al. (2021).

Leitlinienempfehlungen bei (senso-)motorischen Problematiken im Bereich neuropsychologischer Störungen

Laut der AWMF-S2K-Leitlinie zur Rehabilitation von sensomotorischen Störungen (Nelles et al., 2023) kann VR bei Multipler Sklerose zur Verbesserung des Gleichgewichts ergänzend eingesetzt werden. Nach der AWMF-S3-Leitlinie zur Rehabilitativen Therapie bei Armparese nach Schlaganfall von 2020 kann bei Patient:innen mit leichtem bis mittlerem Schweregrad sowie bei Patient:innen mit Geräten zur Armgewichtsentlastung bei schwerer inkompletter Parese ein VR-unterstütztes Handtraining oder Armtraining als zusätzliche Therapie erwogen werden mit dem Ziel einer Verbesserung der selektiven Bewegungsfähigkeit oder des aktiven Bewegungsausmaßes. Da die den Leitlinienempfehlungen zugrunde liegenden Studien auch viele nicht immersive Anwendungen umfassen, spiegeln die einbezogenen Befunde ggf. noch nicht das volle Potenzial von VR wider. Weitere Leitlinien zu neuropsychologischen Störungsbildern erwähnen VR, ohne schon Empfehlungen auszusprechen.

6 Stärken und Chancen sowie Schwächen und Risiken

6.1 Stärken und Chancen von VR

VR stellt ein Medium zur Umsetzung psychotherapeutischer Methoden und Techniken dar. Es wird angenommen, dass bei Umsetzung *VR-spezifischer Wirkfaktoren* (z. B. Immersion, Präsenz, virtueller Körperbesitz, Agency; vgl. Kapitel 2) eine zur Realität äquivalente Durchführung in VR erfolgen kann. Über eine reine Übertragung etablierter psychotherapeutischer Methoden und Techniken in die VR hinaus bietet die Technologie aber auch Stärken bei der *Optimierung des Einsatzes und der Wirkmechanismen* psychotherapeutischer Methoden und Techniken. Bestimmte *Mechanismen können durch eine Nutzung von VR überhaupt erst ermöglicht werden,* sodass VR zudem Chancen bietet, neue psychotherapeutische Methoden und Techniken zu entwickeln.

6.1.1 Hohe Akzeptanz und Motivation

VR genießt hohe Akzeptanz

Ein wesentlicher Vorteil der Anwendung von VR in der Psychotherapie ist die hohe Akzeptanz bei Patient:innen. Mehrere Studien zeigen z. B. eine klare Präferenz der Patient:innen für VR-Exposition gegenüber In-vivo-Exposition. Da z. B. die Wirksamkeit von VR-Exposition mit der von In-vivo-Exposition bei vielen Angststörungen vergleichbar ist (vgl. Kapitel 5.1), ist dabei nicht von einem therapieschädigenden Vermeidungsverhalten auszugehen. Somit bietet VR die große Chance, auch diejenigen Patient:innen für eine Exposition zu gewinnen, die sich eine solche in vivo (noch) nicht zutrauen. Auch für Patient:innen, die einer Psychotherapie im Allgemeinen eher distanziert gegenüberstehen, kann die technische Komponente der Intervention eine Möglichkeit sein, sich auf eine Psychotherapie einzulassen.

Motivierend z. B. durch spielerische Anwendungen

Weiterhin zu nennen ist die motivierende Wirkung von VR, sich auf Verhaltensübungen einzulassen sowie das Erlernte dann auch in der realen Welt auszuprobieren. Zusätzlich kann VR die Motivation zur wiederholten Durchführung von Übungen gegenüber konventionellen Therapieangeboten deutlich erhöhen. Besonders beachtet wurde dieser Aspekt in der Neurorehabilitation, bei der ein für die Wirksamkeit notwendiges häufiges Üben einfacher Abläufe oft durch mangelnde Motivation der Patient:innen vernachlässigt wird. Hierfür werden bei den VR-Interventionen häufig spielerische Ansätze (Gamification, Serious Games) eingesetzt.

6.1.2 Verbesserung der Rahmenbedingungen für evidenzbasierte Therapien

Ein weiterer Vorteil von VR besteht darin, dass der zeitliche, logistische, organisatorische und finanzielle Aufwand der Herstellung diagnostisch oder therapeutisch relevanter Situationen deutlich reduziert werden kann. Besonders anschaulich ist dies bei der Exposition. Das Auffinden von Höhensituationen in der Nähe der psychotherapeutischen Einrichtung, Fahrten in öffentlichen Verkehrsmitteln, das Halten oder Einfangen von lebenden Spinnen, die Kosten und der zeitliche Aufwand eines Fluges oder das Organisieren von Statist:innen für eine Vortagssituation fallen weg, wenn die Situationen in VR hergestellt werden.

Reduktion des Aufwands

Auch kann durch VR eine hohe ökologische Validität psychotherapeutischer Diagnostik und Interventionen erzielt werden. Durch die realitätsnäheren Übungsmöglichkeiten (z.B. VR-Rollenspiel in virtueller Arbeitsumgebung statt im Therapiezimmer) ist das Geübte weniger auf den psychotherapeutischen Kontext bezogen und der Transfer in die reale Welt leichter möglich. Hierbei ist jedoch wichtig, dass die virtuelle Umgebung die relevanten Symptome bzw. dysfunktionalen Verhaltensweisen zumindest ansatzweise auslösen kann. Gegenüber imaginativen Verfahren hat VR den Vorteil, dass die ökologische Validität und die Aktivierung der relevanten Prozesse nicht von der Imaginationsfähigkeit abhängt, und gegenüber hypnotherapeutischen Verfahren hat VR den Vorteil, dass die ökologische Validität nicht von der Suggestibilität abhängt.

Ökologische Validität

Durch VR ist auch eine maximale physische Sicherheit während psychotherapeutischer Interventionen gewährleistet und die Möglichkeit des Auftretens umweltbedingter unerwarteter Events wird obsolet. Beispielsweise können Autofahrexpositionen sicher und ohne Haftungsrisiken in VR durchgeführt werden. Insbesondere können auch Risiken des Autofahrens, wie z.B. (un)verschuldet in einen Unfall verwickelt zu werden, ausgeschlossen werden.

Physische Sicherheit

Als Vorteil empfinden Patient:innen und Therapeut:innen auch, dass bei der Anwendung von VR-Übungen keine Öffentlichkeit anwesend ist. Eine maximale Diskretion ist beispielsweise bei Durchführung von für die Umgebung auffälligen psychotherapeutischen Interventionen von Vorteil (wie z.B. das Hüpfen auf einem Aussichtsturm zur Überprüfung der Erwartung, dass dieser einstürzen könne). Auch für Übungen zur Steigerung der Selbstsicherheit (z.B. im Restaurant ein Gericht zurückgehen lassen) kann dies einen Vorteil darstellen.

Diskretion

VR erleichtert begleitende subjektive, physiologische oder verhaltensbezogene Messungen (z.B. der Aufmerksamkeit, Reaktionszeit etc.). In VR kann an begleitende Diagnostik (z.B. die Abfrage von Angst-Ratings) erinnert und diese in VR integriert durchgeführt werden. Auch können physiologische oder aufmerksamkeitsbezogene Messungen in problemrelevanter virtueller Umge-

Integration und Automatisierung verschiedener Messungen möglich

bung durchgeführt werden, ohne dass entsprechende Gerätschaften außerhalb der Praxis aufgebaut werden müssen. Beispielsweise kann ein Biofeedbacktraining in einer virtuellen Arbeitsumgebung durchgeführt werden, ohne den Therapieraum dazu verlassen zu müssen. Für die Forschung hat die Möglichkeit der Integration von diagnostischen Messungen in die VR ebenfalls ein großes Potenzial, z. B. könnten Habituation und Erwartungswiderlegung im Rahmen von VR-Expositionen sehr standardisiert erfasst werden.

Automatisierung von Interventionsabläufen und Dokumentation

Durch VR können schließlich bewährte psychotherapeutische Abläufe in standardisierter Weise umgesetzt und somit Psychotherapeut:innen entlastet werden. Beispielweise kann eine graduierte Expositionstherapie durch vorkonstruierte virtuelle Szenarien (verschiedene „Levels") erleichtert werden. Ebenfalls kann die Dokumentation von Interventionen vereinfacht werden. So können Screenshots verschiedener VR-Ansichten während einer Expositionstherapie mit automatisiert erhobenen Angst-Ratings abgespeichert und z. B. zur Optimierung der Nachgespräche mit den Patient:innen genutzt werden.

Zusammenfassend kann festgehalten werden, dass VR die Chance bietet, die Bedingungen für die Durchführung evidenzbasierter Behandlungen, wie z. B. Angstexposition, zu verbessern bzw. erst zu schaffen. Beispiele sind Expositionen bezüglich Flugreisen oder Autofahren, die Therapeut:innen aus Kosten- und/oder haftungsrechtlichen Gründen oft nicht anbieten (können). Auch erleichtert VR eine Tier- oder Höhenexposition sowie Expositionen in öffentlichen Verkehrsmitteln, da der organisatorische Aufwand (z. B. das Halten von Spinnen, die Abhängigkeit von Zugfahrplänen) reduziert wird. Weiterhin können VR-Anwendungen als DiGAs (z. B. VR-Exposition) eine verbesserte Versorgung von Patient:innen mit evidenzbasierter Behandlung ermöglichen.

6.1.3 Realisierung und Optimierung von Wirkfaktoren

Umsetzung lerntheoretisch abgeleiteter Optimierungsstrategien

VR bietet spezifische Chancen zur optimalen Umsetzung der Wirkfaktoren z. B. von Exposition (zur Optimierung expositionsbasierter Therapie siehe z. B. Pittig et al., 2015). Beispielsweise können virtuelle Interaktionspartner:innen nicht nur hinsichtlich ihres Aussehens unterschiedlich gestaltet, sondern auch hinsichtlich ihres emotionalen Befindens und Auftretens kontrolliert werden (vgl. Abbildung 5), was in der Realität nur mit geschultem Schauspielpersonal möglich wäre. Somit gelingt in VR z. B. eine optimale Umsetzung des Wirkfaktors der Widerlegung zentraler Befürchtungen, z. B. der Befürchtung, dass ein:eine Interaktionspartner:in negativ reagieren könnte und der:die Patient:in dann die Interaktion nicht mehr aushalten und abbrechen müsse (vgl. Tabelle 2 für weitere Beispiele).

Unterbrechung oder Verlangsamung jederzeit möglich

Darüber hinaus besteht in VR anders als in der Realität die Möglichkeit, eine Situation jederzeit anzuhalten. Beispielsweise kann die Fahrt in einem virtuellen Zug, der Flug in einem Flugzeug oder eine Prüfungssituation zu einem beliebigen Zeitpunkt unterbrochen werden, um z. B. aktuell auftretende Gedanken oder Gefühle zu besprechen. Weiterhin können Vorgänge in VR künstlich verlangsamt werden, wie z. B. die Bewegungen eines Hundes, was ein graduiertes Vorgehen bzw. Annäherungsverhalten ermöglicht.

a) Interessiertes virtuelles Publikum

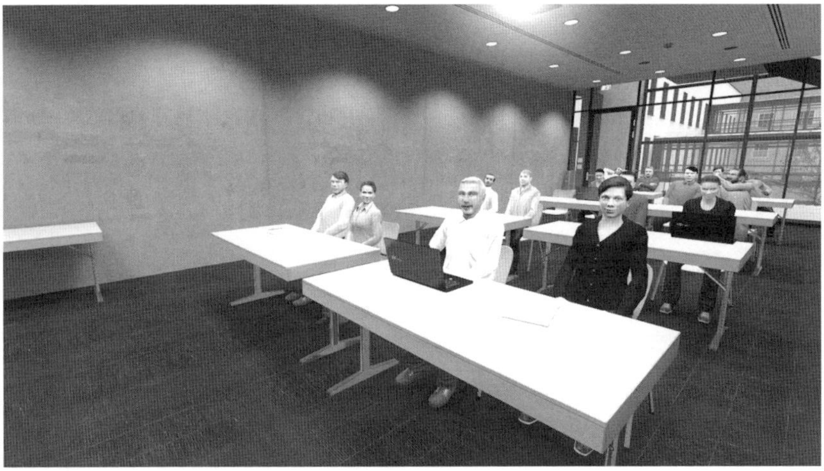

b) Desinteressiertes virtuelles Publikum

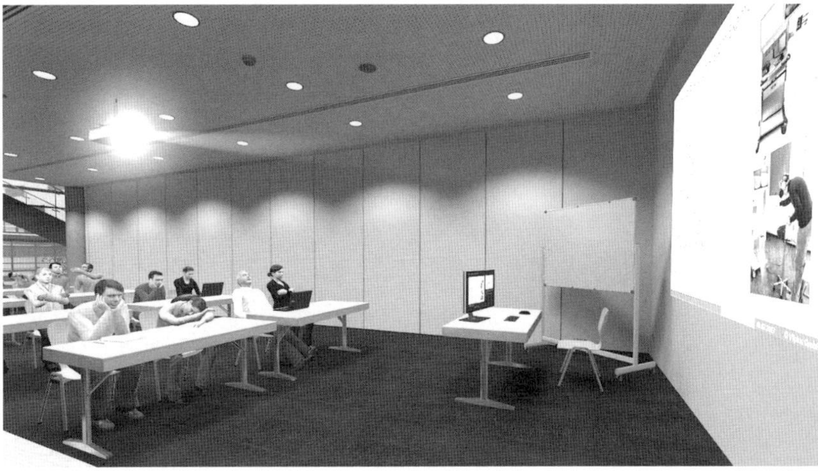

Abbildung 5: Virtuelle Vortragssituation mit gezielter Variation der Valenz des Publikums (VR-Szenario a und b: Abdruck erfolgt mit freundlicher Genehmigung von VTplus GmbH)

Tabelle 2: Optimierte Realisierbarkeit von Wirkfaktoren von Expositionstherapie durch VR

Wirkfaktor von Expositionstherapie	Beschreibung	Realisierung in VR – Beispiele
Widerlegung dysfunktionaler Erwartungen	Schaffen der Möglichkeit zur Überprüfung (und Widerlegung) der zentralen Befürchtungen	Nutzung eines virtuellen Turms mit ausreichend Raum zum Hüpfen und Rückwärtsgehen zur Testung der Befürchtung des Herunterfallens vom Turm
Wiederholung	Mehrfaches Erleben der angstbesetzten Situation, bis diese keine Angst mehr auslöst	Wiederholte Simulation einer Turbulenz bei Flugphobie
Multiple Reize	Wiederholte Präsentation des angstbesetzten Reizes in unterschiedlichen Versionen	Präsentation verschiedener Arten virtueller Spinnen (Vogelspinne, Kellerspinne)
Multiple Kontexte	Wiederholte Präsentation des angstbesetzten Reizes in unterschiedlichen Kontexten	Präsentation einer virtuellen Spinne in einem Garten, Keller und Wohnraum
Variabilität der Schwierigkeit	Präsentation von Reizen unterschiedlicher Schwierigkeit in beliebiger Abfolge	Aufsuchen unterschiedlicher VR-Höhensituationen (z.B. Turm, Dachterrasse, offener Aufzug) ohne graduierte Abfolge
Vertiefte Extinktion	Kombination einer Exposition mit internalen und externalen Reizen	Kaffeekonsum und Aufsuchen eines virtuellen Kaufhauses
Extinktion mit gelegentlicher Verstärkung	Einzelne Paarungen des angstbesetzten Reizes mit der aversiven Konsequenz	Einbauen vereinzelter Ablehnungen durch das virtuelle Gegenüber während einer VR-Exposition
Entfernen von Sicherheitssignalen	Forcieren der Entfernung von Sicherheitsverhaltensweisen während der Exposition	Ausblenden des:der Psychotherapeut:in durch die VR-Brille
Erinnerungsreize	Einführung von Erinnerungsreizen während der Exposition zur Verbesserung des späteren Abrufs des Lernerfolgs	Ausdrucken eines Screenshots der schwierigsten bewältigten Situation der VR-Exposition

Simulation nicht realer Reize, Kontexte und Aktionen

Außerdem können in VR Objekte oder Situationen simuliert werden, die in der Realität so nicht oder nur schwer aufgesucht werden können. Die Möglichkeiten reichen von übergroßen Spinnen für eine Expositionstherapie bis hin zur Simulation einer surrealen Landschaft oder von Fabelwesen für eine hypnotherapeutische VR-Intervention. Weiterhin können auch in der Realität nicht umsetzbare Handlungen simuliert werden. Ein Beispiel ist das Sich-treiben-Lassen in einem eisigen Fluss inmitten einer Schneelandschaft, was als VR-Intervention bei Schmerzen eingesetzt wird. Weiterhin kann VR genutzt werden, um Patient:innen Kontrolle über Reize zu geben, z. B. bei einer Spinnenexposition über die Bewegungen einer Spinne. Erprobt wird beispielsweise auch, wie das willentliche Springen von einer virtuellen Klippe im Rahmen einer Höhenexposition in VR zum Therapieerfolg beitragen kann, indem der:die Patient:in dabei bewusst den Unterschied zwischen einer Befürchtung (z. B. herunterzufallen) und einer tatsächlichen Handlung erlebt und damit seine:ihre Erwartung korrigiert wird. Zu möglichen negativen gesundheitlichen Folgen und ethischen Implikationen der zuletzt genannten Anwendung gibt es noch keine ausreichenden Forschungsergebnisse, sodass die Umsetzung in der Regelversorgung zum aktuellen Zeitpunkt nicht empfohlen werden kann.

Simulation eines nicht realen Körpers bis hin zu Körpertausch

Als weitere Chance von VR können der virtuelle Körper bzw. virtuelle Körperteile der Patient:innen hinsichtlich ihres Aussehens bzw. des Körperschemas beliebig dargestellt und verändert werden (z. B. Simulation eines höheren Körpergewichts). Ein virtueller Körpertausch (vgl. Kapitel 2.3) kann genutzt werden, um in den Körper anderer Akteur:innen zu schlüpfen (z. B., um eine Konfliktsituation innerhalb eines therapeutischen Rollenspiels in VR aus deren Perspektive zu erleben), oder sogar, um in VR in den Körper eines Tieres zu schlüpfen (z. B. den einer Spinne im Rahmen einer Exposition).

6.2 Aktuelle Schwächen und Grenzen von VR

6.2.1 Fehlende Repräsentation des Körpers der Patient:innen und der Psychotherapeut:innen

Teilweise noch Fehlen eines Körper-Avatars für den:die Patient:in

Bei Nutzung einer VR-Brille sehen die Patient:innen ihren Körper je nach verwendeter Soft- und Hardware nicht, bzw. sehen in VR nur einzelne Teile davon (wie ihre Hände), wenn für diese Avatare eingesetzt werden. Ist kein Körper-Avatar realisiert, können Patient:innen z. B. bei einer Spinnenexposition ihre in Richtung Spinne ausgestreckten Hände oder bei einer Höhenexposition ihre an der Kante des Abgrunds stehenden Füße nicht sehen. Dies kann dazu führen, dass zentrale Befürchtungen nicht überprüft werden können. Sollte dies der Fall sein, können im Anschluss an die VR-Exposition zusätzliche Hausaufgaben oder begleitete Übungen in vivo für genau diese Befürchtungen vereinbart werden.

Keine Sichtbarkeit des:der Psychotherapeut:in in VR

Außer bei einer Multiplayer-VR – die im psychotherapeutischen Bereich noch nicht gängig ist – sind auch Psychotherapeut:innen nicht in der VR repräsentiert. Somit können Patient:innen ihre Psychotherapeut:innen während der

VR-Intervention nicht sehen und Psychotherapeut:innen ist es auch nicht möglich, den Patient:innen sichtbare Hilfestellungen zu geben, wie z. B. im Sinne eines teilnehmenden Modelllernens bei Spinnenexposition eine Annäherung an die Spinne vorzumachen.

6.2.2 Einschränkungen im nonverbalen Austausch

Einschränkungen bei Videofeedback durch VR-Brille auf dem Gesicht des:der Patient:in

Eine weitere Limitation bei der Nutzung von VR-Brillen ist, dass das Gesicht der Patient:innen in größeren Teilen verdeckt bleibt. Somit sind deren Mimik sowie ggf. physiologische Symptome (z. B. Erröten) nur begrenzt sichtbar. Dies kann diagnostische Einschränkungen mit sich bringen oder bestimmte psychotherapeutische Interventionen erschweren, wie z. B. Videofeedback bei Verhaltensexperimenten in sozialen Situationen. Verhaltensexperimente mit Videoaufnahmen bezüglich der Körperhaltung oder Sprache und Stimme sind jedoch auch mit VR-Brille gut umsetzbar.

Einschränkungen in der Beziehungsgestaltung durch Tragen einer VR-Brille

Aufgrund der mangelnden Sichtbarkeit des Gesichts der Patient:innen auch für die Psychotherapeut:innen sowie der typischerweise fehlenden Sichtbarkeit der Psychotherapeut:innen in der VR können sich auch Einschränkungen für die therapeutische Beziehung ergeben. Beide können während der VR-Intervention keinen Blickkontakt halten und keine Mimik austauschen. Deshalb stellt sich die Anforderung, die therapeutische Beziehung über Stimme und Sprache und (bei Erlaubnis durch die Patient:innen) ggf. leichte Berührungen zu gestalten (vgl. auch den Kasten in Kapitel 7.6.2). Sind sich Psychotherapeut:innen dessen bewusst, können sie die Beziehungsgestaltung entsprechend anpassen, z. B., indem sie Informationen zu aktuellen Affekten erfragen, anstatt diese in der Mimik zu beobachten, und indem sie Ermutigungen verbal vermitteln, statt diese nonverbal auszudrücken.

Merke

Wenn Patient:innen ihre Psychotherapeut:innen durch die VR-Brille nicht sehen können und das Gesicht der Patient:innen für Psychotherapeut:innen aufgrund der VR-Brille nicht sichtbar ist, dann muss die therapeutische Beziehung über den akustischen und ggf. haptischen Sinneskanal aufrechterhalten werden. Es können Stimme, Sprache sowie (nach vorheriger Absprache) leichte Berührungen genutzt werden.

6.2.3 Unnatürliche soziale Interaktionen in VR

Begrenzte Interaktionsmöglichkeiten mit virtuellen Agent:innen

Eine weitere Limitation besteht darin, dass virtuelle Agent:innen bisher nicht dieselbe Komplexität einer Interaktion zeigen wie reale Interaktionspartner:innen und Dialoge dadurch weniger natürlich sind. Je nach technischer

Ausstattung sind z. B. die Gesichtsausdrücke von virtuellen Menschen besser oder schlechter erkennbar. Weiterhin können computergesteuerte Agent:innen in virtuellen Rollenspielen nur in dem Umfang auf Patient:innen reagieren, wie dies zuvor programmiert wurde. Während dies für VR-Expositionen mit einem virtuellen Publikum bei Vortragsangst wenig beeinträchtigend ist, können Agent:innen z. B. in Rollenspielen zu Konfliktsituationen auf kreative Konfliktlösungen der Patient:innen nur stereotyp reagieren. Dabei besteht durch das eingeschränkte Reaktionsspektrum auch das Risiko negativer Auswirkungen auf reale soziale Beziehungen, z. B. wenn Patient:innen in der VR wiederholt erleben, dass Agent:innen auf verletzendes Verhalten ihrerseits nicht emotional reagieren. Der zukünftige Einsatz von Künstlicher Intelligenz (KI) wird das Reaktionsspektrum von Agent:innen erweitern, birgt jedoch auch zusätzliche Risiken.

6.3 Unerwünschte Wirkungen und Risiken

Unterschieden werden muss prinzipiell zwischen Risiken trotz sach- und fachgerechtem Gebrauch von als Medizinprodukt zertifizierten VR-Anwendungen und Risiken durch unsachgemäßen Gebrauch von VR. Einen Überblick über mögliche Risiken und Nebenwirkungen sowie entsprechende Sicherheitsmaßnahmen bietet Tabelle 3. Entsprechend den Aufklärungspflichten für Psychotherapeut:innen müssen Patient:innen über mögliche unerwünschte Wirkungen und Risiken aufgeklärt werden. Als Hilfestellung hierfür dient die Karte „Checkliste: Aufklärung von Patient:innen über die VR-Behandlung" am Ende des Buches.

Tabelle 3: Mögliche Risiken von VR und entsprechende Sicherheitsmaßnahmen

Risiken		Gegenmaßnahmen bei sachgerechter Durchführung
Risiken und Nebenwirkungen der Nutzung von VR im Allgemeinen	• Auftreten von Cybersickness	• Vorbereitende Abschätzung des Risikos durch entsprechende Diagnostik • Durchführung von technischen und weiteren Maßnahmen zur Reduktion von Cybersickness (vgl. Kapitel 7.6.5)
	• (Erwartungs-)Ängste bezüglich der VR oder VR-Brille	• Ausreichende vorbereitende Informationen durch Psychotherapeut:in • Ggf. Beruhigung durch Psychotherapeut:in
	• Mentale Überlastung • Ermüdung der Augen • Körperliche Erschöpfung	• Ggf. Pausen einbauen oder Sitzungsdauer verkürzen, wenn im Rahmen der Intervention möglich

Tabelle 3: Fortsetzung

Risiken		**Gegenmaßnahmen bei sachgerechter Durchführung**
Risiken und Nebenwirkungen durch die Hardware-Nutzung	• Stolpern über bzw. Stoßen an Gegenständen bzw. Wänden bei Nutzung einer VR-Brille	• Die genutzte Software beinhaltet eine Anzeige der realen Raumgrenzen und Gegenstände in VR • Psychotherapeut:in überwacht die Bewegung und greift zum Schutz vor Kollisionen ein
	• Stolpern über Kabel	• Aufhängen der Kabel • Kabellose VR-Brillen • Psychotherapeut:in überwacht die Kabel und greift ggf. ein
	• Druckstellen im Gesicht • Ermüdung, Verspannungen oder Schmerzen der Muskulatur durch Tragen der VR-Brille	• Anpassung der VR-Brille durch Psychotherapeut:in • Verwendung geeigneter und hochwertiger Hardware • Insbesondere bei Kindern angepasste Tragdauer
	• Übertragung von Infektionen durch technisches Equipment	• Desinfektion der genutzten Hardware nach jeder Benutzung
Risiken durch Software (-Fehler)	• Abstürzen des Programms	• Eigene technische Schulung oder Verfügbarkeit eines technischen Supports bei Störungen und Ausfällen
	• Fehlende „virtuelle Sicherheit“ (z. B. von virtuellem Auto „überfahren“ werden)	• Verwendung geprüfter Programme (Medizinprodukte)
	• Die Daten der Patient:innen werden Dritten zugänglich	• Verwendung von hinsichtlich Datenschutzaspekten geprüften Programmen
Risiken durch Inhalte der VR-Interventionen	• Entfremdung von der Realität (Derealisation und Depersonalisation)	• Anwendung in Anwesenheit von Psychotherapeut:innen zur Herstellung des Realitätsbezugs • Nutzung realitätsferner virtueller Darstellungen nur bei entsprechend positiver Studienlage
Risiken durch mangelnde Qualifikation des:der Psychotherapeut:in	• Verunsicherung der Patient:innen durch Unsicherheit der Psychotherapeut:innen • Die Psychotherapeut:innen erkennen Anzeichnen von Motion Sickness, Vermeidungs- oder Sicherheitsverhalten in VR nicht	• Schulung der Psychotherapeut:innen zur Anwendung der VR-Technik in der psychotherapeutischen Nutzung

6.3.1 Cybersickness

Cybersickness als mögliche Nebenwirkung von VR

Das Eintauchen in VR und insbesondere die Nutzung von VR-Brillen führt bei einigen Personen zu Cybersickness (auch visuell induzierte Motion Sickness [VIMS], Simulations-Sickness oder VR-Sickness), die eine mögliche Nebenwirkung von VR darstellt. Die Symptome einer Cybersickness (vgl. Kapitel 3.1) können sehr unangenehm sein und die Durchführung von VR-Interventionen be- oder verhindern. Patient:innen müssen vor der Behandlung über dieses Risiko aufgeklärt werden, und VR sollte nur angewendet werden, wenn die Symptome nicht ausgeprägt sind. Nach unseren Erfahrungen liegt die Auftretenswahrscheinlichkeit relevanter Cybersickness deutlich unter 10 %. Bisherige Studien zur Nutzung von VR für psychische Störungen berichten auch nur sehr geringe Abbruchraten aufgrund von Cybersickness.

Ätiologie und Verlauf von Cybersickness

Cybersickness ist ätiologisch verwandt mit der Bewegungs- und Reisekrankheit. Die derzeit führende Erklärung für Cybersickness ist eine sensorische Diskrepanz durch einen zeitlichen Versatz (Latenz) der sensorischen Information oder durch unterschiedliche Informationen von verschiedenen sensorischen Systemen, insbesondere der visuellen Wahrnehmung und dem Gleichgewichtsorgan. Wenn sich z. B. Nutzende in der VR mittels Controller bewegen, wird dies in der VR-Brille visuell angezeigt, ohne dass das Vestibularorgan eine Bewegung rückmeldet. Das Auftreten und die Schwere von Cybersickness-Symptomen kann dabei durch verschiedene internale Faktoren beeinflusst werden, wie z. B. die allgemeine Anfälligkeit für Bewegungs- bzw. Reiseübelkeit, neurologische Erkrankungen (z. B. Migräne) oder geringe technische Vorerfahrungen. Außerdem spielen externale, die Technik betreffende Faktoren eine Rolle, wie z. B. ein weites Blickfeld in der VR-Brille sowie insbesondere eine schnelle Fortbewegung in VR. Aufgrund des zuletzt genannten Faktors ist bei bewegungsintensiven VR-Interventionen mit viel optischem Fluss, wie z. B. einer Autofahrexposition, das Risiko von Cybersickness besonders zu beachten (siehe z. B. Biswas et al., 2024). Zur Dauer des Anhaltens von Cybersickness-Symptomen gibt es unterschiedliche Angaben. Während sich viele Nutzende nach einer halben bis ganzen Stunde von den Symptomen erholen, können diese bei anderen auch länger anhalten, wobei Symptome der Desorientierung im Verhältnis am längsten andauern können. Hinweise zum Umgang und zu Maßnahmen zur Reduktion oder Verhinderung von Cybersickness finden sich in Kapitel 7.6.5.

Möglichkeiten zur Unterscheidung zwischen Angst- bzw. Stresssymptomen und Symptomen einer Cybersickness

Eine Schwierigkeit in der Einordnung von Symptomen während psychotherapeutischer VR-Interventionen (z. B. VR-Exposition, VR-Rollenspiele) ist die Ähnlichkeit von Angst- und Stresssymptomen zu Symptomen von Cybersickness. So können Schwindel oder Übelkeit sowohl im Rahmen einer Angstreaktion als auch als Reaktion auf die VR ohne furchtauslösende Reize auftreten. Bei einer erhöhten Gefährdung für Cybersickness (die z. B. aufgrund der Angaben in der Fragebogendiagnostik vermutet wird) empfiehlt es sich, zu diagnostischen Zwecken einen Test mit einer neutralen VR-Situation bzw. der Fortbewegung in dieser durchzuführen und Symptome von Cybersickness zu erfragen. Die dabei auftretenden Symptome können einer Cybersickness zugeordnet werden, sodass anschließend eine bessere Differenzierung zwischen Symptomen von Angst und Cybersickness möglich ist.

6.3.2 Ermüdungserscheinungen

Mögliche Ermüdung der Augen

Als weitere Nebenwirkung von VR ist zudem eine Ermüdung der Augen möglich, die mit Trockenheit, verschwommener Sicht oder Kopfschmerzen einhergehen kann. Es gibt Hinweise darauf, dass die Ermüdung mit steigender Nutzungsdauer, höherer Helligkeit des Displays, häufigerem Farbenwechsel oder einer starken Dynamik der präsentierten Inhalte zunehmen kann.

Allgemeine mentale und körperliche Ermüdung möglich

Insbesondere bei VR-Anwendungen, die eine hohe Reizintensität aufweisen oder ein hohes Maß an Konzentration erfordern, kann auch eine mentale Überlastung auftreten. Bei langem Stehen in VR oder z. B. einem hohen Anteil an physischem Gehen zur Fortbewegung in VR kann auch eine allgemeine körperliche Erschöpfung auftreten.

6.3.3 Ängste und ängstliche Erwartungen

Ängste bezüglich der VR-Brille und Inhalte der VR möglich

Während des Tragens einer VR-Brille oder im Inneren einer CAVE können klaustrophobische Ängste oder Panik auftreten. Während des Aufenthalts in der VR können Patient:innen zudem Angst haben, dass sie mit etwas zusammenstoßen (z. B. mit virtuellen Menschen). Weiterhin können Erwartungsängste aufgrund von Unsicherheiten über die konkreten Inhalte der VR auftreten. Es gibt z. B. Berichte, dass Kinder Fantasien darüber entwickeln, dass in der VR gruselige Inhalte zu sehen sein werden (z. B. „Horror-Spinnen" im Rahmen einer Spinnenexposition). Auch bei Patient:innen mit Psychosen wurden ängstliche Erwartungen bezüglich der VR-Szenarien als häufigste Nebenwirkung berichtet (Freeman et al., 2022). Aus diesem Grund sollten Patient:innen vorab über die konkreten VR-Inhalte informiert werden und ggf. an das Aufsetzen der Brille behutsam herangeführt werden.

6.3.4 Physische Risiken und Nebenwirkungen durch die Nutzung einer VR-Brille

Trotz optimaler Anpassung können durch das Aufliegen der VR-Brille auf dem Gesicht Druckempfindungen und ggf. sichtbare Druckstellen auftreten. Auch weil diese eine gewisse Zeit sichtbar bleiben, sollten Patient:innen darauf vorbereitet sein.

Druckstellen im Gesicht durch die VR-Brille

Durch das Tragen der VR-Brille auf dem Kopf können weiterhin Muskeln z. B. im Schulter-Nacken-Bereich ermüden, sich verspannen oder schmerzen. Aufgrund der geringeren Körper- und Kopfgröße ist bei Kindern besonders darauf zu achten, die VR-Brille gut anzupassen und die Nutzungsdauer aufgrund der schwächeren (Nacken-)Muskulatur ggf. zu verkürzen.

Muskuläre Ermüdung und Verspannungen

Auch bei ausreichenden Sicherheitsvorkehrungen (vgl. Kapitel 7.6.1) besteht ein Risiko, dass sich Patient:innen während der Anwendung von VR an Gegenständen im Raum oder den Wänden verletzen, wenn sie diese während des Tragens einer VR-Brille nicht wahrnehmen. Dies ist z. B. möglich, wenn Patient:innen (z. B. im Affekt) abrupte Bewegungen ausführen oder die in der VR angezeigten Raumgrenzen (die aus Sicherheitsgründen in der genutzten Software implementiert sein sollten) überschreiten. Auch besteht die Möglichkeit, dass Patient:innen über die Kabel der VR-Brille – wenn vorhanden – stolpern. Über diese Restrisiken sollten Patient:innen aufgeklärt werden (vgl. hierzu auch die Karte „Checkliste: Aufklärung von Patient:innen über die VR-Behandlung" am Ende des Buches).

Verletzungen durch Stolpern oder Stoßen

Bei unzureichender Hygiene könnten sich Patient:innen durch die Nutzung des technischen Equipments mit Bakterien oder Viren anderer Nutzer:innen infizieren. Beispielsweise könnte durch einen Kontakt der VR-Brille mit dem Auge der Erreger einer Bindehautentzündung übertragen werden. Durch sachgemäße Hygienemaßnahmen (vgl. Kapitel 7.6.6) ist dieses Risiko aber vermeidbar.

Hygienemängel

6.3.5 Risiken durch Software-Fehler und -Ausfälle

Selbst bei geprüfter Software bzw. der Nutzung von Medizinprodukten kann es zu technischen Problemen kommen, durch die das Programm stockt bzw. sich „aufhängt". Mögliche Risiken sind, dass eine Expositionstherapie nicht bis zu einer Habituation bzw. Erwartungswiderlegung fortgesetzt werden kann, sodass die betreffenden Patient:innen keine Verbesserung bzw. sogar eine Verschlechterung der Symptomatik erleben, oder dass eine Beeinträchtigung der therapeutischen Beziehung eintritt. Aus diesen Gründen sollten nur geprüfte Softwares verwendet, über Restrisiken technischer Störungen aufgeklärt werden und die Therapeut:innen vorbereitet sein, Unerwartetes therapeutisch aufzufangen.

Technische Störungen möglich

6.3.6 Datenschutzrisiken

Erfassung von Patient:innendaten durch VR-Systeme prüfen

Da es sich bei VR-Brillen um technische Geräte handelt, die je nach Modell WLAN zur Datenübertragung nutzen, über integrierte Kameras verfügen oder durch einen Computer mit Internetzugang gesteuert werden, können Datenschutzrisiken für Patient:innen bestehen. Psychotherapeut:innen müssen sich deshalb darüber informieren, ob die zur Verfügung stehende bzw. zu erwerbende Soft- und Hardware personenbezogene oder -beziehbare Daten (z. B. angelegte Namen der Patient:innen, Video- und/oder Audioaufnahmen) erfasst, über das Internet überträgt und/oder auf lokalen oder externen Rechnern bzw. Servern speichert und verarbeitet. Ebenso sind die jeweiligen Angaben zum Datenschutz zu prüfen. Bei der Nutzung von VR-DiGAs stellt sich beispielsweise die Frage, inwieweit die Anonymität der Patient:innen gewährleistet ist, wenn sich diese eine App in einem App-Store kommerzieller Anbieter:innen mit einem auf ihren Namen registrierten Account herunterladen müssen. Die psychotherapeutische Einrichtung ist immer verpflichtet, ein Datenschutzkonzept zu erstellen, in dem die Prozesse der Datenerhebung, -speicherung und -verarbeitung sowie Maßnahmen zum Schutz der Daten der Patient:innen beschrieben werden. Außerdem müssen Patient:innen über datenschutzrelevante Aspekte aufgeklärt werden.

6.3.7 Risiko einer Entfremdung von der Realität

Entfremdung von der realen Welt

Ein weiteres Risiko besteht in einer möglichen Entfremdung von der realen Welt (Derealisationserleben) durch die Nutzung von VR, insbesondere da VR darauf abzielt, ein hohes Maß an Präsenz in den virtuellen Realitäten und (emotionaler) Involviertheit zu erreichen. Ein Risiko könnte auch von über die Realität hinausgehenden Simulationen von Objekten und Situationen ausgehen. Beispielsweise könnte die virtuelle Präsentation von Fabelwesen oder bedürfnisorientierten virtuellen Kommunikationspartner:innen bei Patient:innen eine Erfüllung von Bedürfnissen erzielen, die in der Realität nicht gleichermaßen realisiert werden kann. Als Folge könnten in der realen Welt negative Emotionen bis hin zu einer Verleugnung der „realen Lebenswelt" eintreten. Dem sollte durch die Wahl der VR-Inhalte sowie über die therapeutische Beziehung entgegengewirkt werden.

Entfremdung vom eigenen Körper

Weitere Risiken könnten sich durch Veränderungen des eigenen Körpers in VR oder einen virtuellen Körpertausch (vgl. Kapitel 2.3) ergeben. Das Erleben eines veränderten eigenen oder eines fremden, virtuellen Körpers als eigener Körper(-Avatar) kann mit einer Entfernung und ggf. Entfremdung vom eigenen, realen Körper (im Sinne einer Depersonalisation) und damit einhergehenden negativen Gefühlen verbunden sein. Insbesondere bei Vorliegen entsprechender Vulnerabilitäten wie einer emotional-instabilen Persönlichkeitsstörung, dissoziativer Störungen, einer psychotischen Störung sowie generell im Kindes- und Jugendalter ist Vorsicht und weitere Forschung gefragt.

Die Nutzung realitätsferner Möglichkeiten der Darstellung innerhalb von VR in der Psychotherapie sollte individuell ethisch und gesundheitlich abgewogen werden. Voraussetzung für den Einsatz wären z. B. ein gesunder Realitätsbezug des:der Patient:in, eine entsprechende therapeutische Vor- und Nachbereitung sowie eine begleitende wissenschaftliche Evaluation.

Abwägung der Nutzung realitätsferner Darstellungen in VR

6.3.8 Emotionale Belastung durch VR-Inhalte

Grundsätzlich ist zu beachten, dass spezifische Reize in der VR belastende oder sogar traumatische Gedächtnisinhalte aktivieren bzw. eine (neue) belastende emotionale Erfahrung generieren können. Dies ist im Rahmen bestimmter psychotherapeutischer Methoden und Techniken in VR therapeutisch erwünscht und wird gezielt herbeigeführt (z. B. im Rahmen einer VR-Traumaexposition), kann aber auch unerwartet passieren (z. B., weil entsprechende Trigger den Psychotherapeut:innen und ggf. sogar den Patient:innen nicht bekannt waren). Wichtig ist in beiden Fällen ein entsprechendes therapeutisches Aufgreifen und Bearbeiten der Reaktion, was bei Anwesenheit der Psychotherapeut:innen während der VR-Intervention (was bei DiGAs ggf. nicht der Fall ist) und bei entsprechendem Bewusstsein dafür erfahrungsgemäß gut umgesetzt werden kann. Bei der gezielten Darstellung traumatischer Situationen in VR im Rahmen einer Traumaexposition sollte zur Vermeidung von Nebenwirkungen sorgfältig abgewogen werden, ob diese Vorteile gegenüber einer imaginativen Traumakonfrontation bringt (vgl. Kasten „Ethische Aspekte der VR-Exposition mit traumatischen Ereignissen" auf Seite 40). Bei der Darstellung sozialer Situationen in VR ist weiterhin darauf zu achten, dass invalidierendes Verhalten von Agent:innen therapeutisch gut eingebettet wird, damit keine negativen Auswirkungen bleiben (Mobbing in VR kann ein traumatisierendes Erlebnis sein).

Emotionale Belastung durch VR-Inhalte aufgreifen und bearbeiten

7 Rahmenbedingungen und Einstieg in die praktische Nutzung

7.1 Rechtliche Vorgaben und Rahmenbedingungen

Bei der Nutzung von VR handelt es sich um Psychotherapie, wenn das Ziel der Anwendung die Diagnose, Heilung oder Linderung von psychischen Störungen oder Störungen mit einer Indikation für Psychotherapie (z. B. schweren körperlichen Erkrankungen) ist. Ein rechtlicher Rahmen für die psychotherapeutische Nutzung von VR besteht für alle Personen mit der Berechtigung zur Ausübung von Psychotherapie.

VR-Exposition als anerkannter Bestandteil von Verhaltenstherapie

Eine erste Einordnung von VR-Interventionen erfolgte bereits durch die Kassenärztliche Vereinigung Bayern (KVB), die die *VR-Exposition* als Teil der stimulusbezogenen Methoden gemäß § 17 Absatz 2 Nummer 1 der Psychotherapie-Richtlinie und damit als Bestandteil des Psychotherapieverfahrens der Verhaltenstherapie ansieht (KVB, 2024). Darüber hinaus liegen unseres Wissens zum Recherchezeitpunkt keine weiteren Richtlinien und Einordnungen vor.

Orientierung an gesetzlichen Regelungen für Psychotherapie

Bis zu einer genaueren Regelung gelten bei der Anwendung von VR die üblichen berufsethischen und -rechtlichen Vorgaben für Psychotherapie wie das Patientenrechtegesetz, das Psychotherapeutengesetz und die Musterberufsordnung bzw. die kammerspezifischen Berufsordnungen für Psychotherapeut:innen oder Ärzt:innen. Beispielsweise sollte entsprechend den dort beschriebenen Sorgfaltspflichten der Psychotherapeut:innen auch in einer VR-gestützten Behandlung eine fachgerechte Diagnostik und Indikationsstellung, Aufklärung sowie Überwachung und Kontrolle des Therapieverlaufs erfolgen, mit VR-spezifischen Anpassungen. Außerdem ist ein persönlicher (statt ausschließlich digitaler) Kontakt zwischen Patient:in und Psychotherapeut:in durch die Berufsordnung für Psychotherapeut:innen vorgeschrieben. Weiterhin zu beachten sind gesetzliche Vorgaben zum Datenschutz (z. B. die Datenschutzgrundverordnung [DSGVO]), haftungsrechtliche Vorgaben (z. B. Produkthaftungsgesetz), das Medizinproduktegesetz sowie bei der Behandlung im Rahmen der gesetzlichen Krankenversicherungen das Sozialrecht.

Wird VR von der Krankenkasse übernommen?

Derzeit gibt es noch keine spezifische Abrechnungsziffer für die Anwendung von VR in Psychotherapiesitzungen, sodass aufgrund der vielversprechenden empirischen Befunde dringender Handlungsbedarf besteht. Im

Einheitlichen Bewertungsmaßstab (EBM) sowie in der Gebührenordnung für Psychotherapeuten (GOP) bzw. Gebührenordnung für Ärzte (GOÄ) ist bisher ausschließlich die Verordnung von DiGAs geregelt, die VR-Elemente beinhalten können.

7.2 Nutzung von Medizinprodukten

Die hinsichtlich der Patient:innen-Sicherheit empfehlenswerteste Form der Anwendung von VR in der Psychotherapie ist die Nutzung zertifizierter Medizinprodukte. Laut Definition werden Medizinprodukte zu medizinischen Zwecken, wie in diesem Fall der Diagnostik und Behandlung einer psychischen oder neuropsychologischen Störung genutzt.

Als Medizinprodukt zugelassene VR-Anwendungen

Um Patient:innen als Medizinprodukte zugelassene VR-Anwendungen anzubieten, bestehen aktuell die Möglichkeiten, (1) als Praxis oder Klinik ein zertifiziertes VR-System zu erwerben und dies in den psychotherapeutischen Sitzungen mit Patient:innen einzusetzen oder (2) Patient:innen eine VR-Anwendung als Digitale Gesundheitsanwendung (DiGA; „Apps auf Rezept", per se als Medizinprodukt zugelassen) zu verordnen. In beiden Fällen erfolgt die Zulassung der psychotherapeutischen VR-Anwendung als Medizinprodukt durch das Bundesministerium für Arzneimittelsicherheit (BfArM). Einmal in Gebrauch bewertet das BfArM weiterhin schwerwiegende Vorkommnisse (z. B. schwerwiegende Verschlechterungen des Gesundheitszustandes eines:einer Patient:in), wenn diese bei der Nutzung bereits auf dem Markt befindlicher Medizinprodukte auftreten und von Psychotherapeut:innen, Ärzt:innen, Kliniken oder Hersteller:innen ans BfArM gemeldet werden. Aktuell gibt es im deutschsprachigen Raum einige als Medizinprodukte zertifizierte Systeme zur Durchführung von VR-Interventionen in der Psychotherapie (vgl. Tabelle 4 auf Seite 76) sowie eine DiGA zur Expositionstherapie.

Graubereich: nicht zertifizierte VR-Anwendungen

Weiterhin zu nennen sind VR-Anwendungen, die nicht als Medizinprodukte zertifiziert sind. Diese Anwendungen dürfen nicht zu medizinischen Zwecken (wie z. B. zur Reduktion von Ängsten) eingesetzt und beworben werden. Teilweise wird deren Nutzung mit dem Zweck einer reinen Veranschaulichung, Unterstützung oder spielerischen Gestaltung einer medizinischen bzw. psychotherapeutischen Behandlung gerechtfertigt. Rechtliche Aspekte und Haftungsaspekte bezüglich der Sicherheit der Patient:innen sind dabei jedoch unklar. Es empfiehlt sich, Haftungsfragen selbstständig abzusichern bzw. ausschließlich Medizinprodukte zu nutzen. Im Forschungsbereich werden typischerweise nicht zertifizierte Anwendungen genutzt und evaluiert, in diesem Fall sind Patient:innen jedoch gesondert darüber aufzuklären.

Können auch nicht für den medizinischen Gebrauch zugelassene VR-Apps in der Psychotherapie genutzt oder Patient:innen für die Eigenanwendung empfohlen werden?

Patient:innen fragen immer wieder nach, ob sie z. B. eine Spinnenexposition auch mit frei verfügbaren (z. B. über den App-Store beziehbaren) Apps durchführen könnten. Da Sicherheitsaspekte (z. B. Maßnahmen zur Verhinderung von Verletzung an Gegenständen oder Cybersickness) bei diesen Produkten nicht geklärt sind und psychologische Wirkungen und Nebenwirkungen nicht überprüft und somit nicht abschätzbar sind, empfehlen wir prinzipiell, solche Anwendungen nicht in der Psychotherapie zu nutzen und sie Patient:innen auch nicht für den Eigengebrauch zu empfehlen.

7.3 Erwerb eines VR-Systems

Wird in einer Praxis oder Klinik ein VR-System angeschafft, kann in den Behandlungsräumen Psychotherapie in VR durch die behandelnden Psychotherapeut:innen durchgeführt werden. Der folgende Kasten gibt einen Überblick über die notwendigen Komponenten eines solchen Systems. Für den Erwerb eines Systems können zudem die nachfolgenden Überlegungen zu verschiedenen Arten von Systemen sowie zu Qualitätsmerkmalen relevant sein.

Welche Komponenten benötigt ein VR-Therapiesystem?

Zum Einsatz von VR in der Psychotherapie wird als Minimalausstattung ein System aus folgenden Komponenten benötigt:

- visuelles Ausgabegerät (typischerweise eine VR-Brille),
- auditives Ausgabegerät (typischerweise an die VR-Brille angebrachte Kopfhörer),
- Positions-Tracking-System (typischerweise in die VR-Brille integriert, ggf. zusätzliche Tracking-Geräte im Raum nötig),
- Controller,
- Computer (teilweise in die VR-Brille integriert),
- Kontroll-Display für den:die Psychotherapeut:in (z. B. Bildschirm oder Tablet),
- Eingabegerät zur Steuerung für den:die Psychotherapeut:in (z. B. Tablet),
- bei mit Streaming arbeitenden VR-Systemen: Internet-Datenvertrag mit hoher Downloadkapazität und stabiler Verbindung,
- VR-Software mit den Komponenten: Virtuelle Szenarien, Module zur Erstellung und Kontrolle der VR, Techniken zur Reduktion des Verletzungsrisikos und ggf. von Cybersickness, Patient:innen-Management-System).

Arten von VR-Systemen

Als Systeme gibt es prinzipiell VR-Brillen-basierte (HMD-basierte) Systeme, Smartphone-basierte Systeme, bei denen das Smartphone typischerweise als VR-Brille genutzt wird, sowie CAVEs oder Powerwalls. Typischerweise werden speziell für die Nutzung in der Psychotherapie ausgelegte VR-Hardware-Systeme mit einer entsprechenden Software für die psychotherapeutische Nutzung angeboten.

VR-Brillen-basierte, stationäre Systeme

Ein typisches, *stationäres VR-System* für die Psychotherapie besteht aus einem leistungsstarken PC mit aktueller Grafikkarte, einer VR-Brille sowie einem Tracking-System in der VR-Brille und ggf. im Raum zur Erfassung der Kopfausrichtung und für das Tracking eines Controllers. Weiterhin beinhaltet es ein Kontroll-Display und ein Tablet oder einen PC zur Steuerung der Inhalte der VR durch den:die Psychotherapeut:in. Diese Systeme haben derzeit noch relativ hohe Anschaffungskosten. Sie weisen jedoch eine sehr gute Qualität insbesondere bzgl. Positions- und Bewegungs-Tracking sowie der Anpassbarkeit der Inhalte der VR auf die therapeutischen Ziele auf.

VR-Brillen-basierte Stand-alone-Systeme bzw. mobile Systeme

Bei sogenannten *Stand-alone-VR-Systemen* sind sowohl ein Prozessor als auch ein Tracking-System in eine kabellose VR-Brille integriert. In die VR-Brille integrierte Kameras sowie spezifische Sensoren registrieren die Position des:der Nutzer:in und die Bewegung von Controller oder Körperteilen wie der Hand. Ein Kontroll-Display für den:die Psychotherapeut:in wird z. B. in Form einer Smartphone-App umgesetzt. Diese Systeme sind kostengünstiger, können aber ggf. eine schlechtere VR-Qualität aufweisen. Weiterhin wird oft auf ein Steuersystem für den:die Psychotherapeut:in verzichtet, sodass die Inhalte der VR während der Anwendung nicht steuerbar sind, was Nachteile für die therapeutische Anwendung birgt.

Smartphone-basierte Systeme

Noch kostengünstiger ist es, ein *Smartphone als VR-Brille* zu nutzen. Bei dieser Art System wird ein Smartphone in eine Halterung eingelegt, die kostengünstigste ist aus Pappe (sogenannte „Cardboard-Displays"). Eine stereoskopische Ansicht wird realisiert durch getrennte Sichtfelder für jedes Auge sowie durch die Software (App), die nebeneinander ein für jedes Auge angepasstes Bild auf dem Smartphone anzeigt. Durch im Smartphone verbaute Sensoren wird auch bei dieser Variante ein Positions-Tracking ermöglicht, das aber typischerweise nur die Drehung des Kopfes und nicht die Fortbewegung der Person im Raum registrieren kann. Dies schränkt die therapeutische Nutzbarkeit deutlich ein.

Was kostet eine VR-Brille?

VR-Brillen sind – je nach Qualität – für einen zwei- bis vierstelligen Eurobetrag erwerbbar. Mit einer VR-Brille allein ist es jedoch für die psychotherapeutische Nutzung nicht „getan". Neben einem Rendering-Computer (der je nach System auch in der Brille integriert sein kann) ist insbesondere auch eine entsprechende Software mit psychotherapeutisch relevanten Inhalten notwendig. Da deren Entwicklung und Prüfung für den medizinischen Gebrauch teuer ist, muss hierfür mit zusätzlichen Kosten gerechnet werden. Wichtig ist, dass eine für den klinischen Gebrauch konzipierte Software auch entsprechende Sicherheitsvorkehrungen (z. B. zum Schutz vor Verletzung an den Wänden des realen Raums oder vor dem Fallen in Höhenszenarien) beinhaltet, die frei verfügbare Anwendungen (z. B. aus einem VR-App-Store) ggf. nicht umsetzen.

Auf dem Markt verfügbare VR-Produkte für die Psychotherapie

Wir empfehlen für die Nutzung von VR in der psychotherapeutischen Regelversorgung ausschließlich die Nutzung von als Medizinprodukt zugelassenen Systemen (vgl. Kapitel 7.2). Beispiele für Anbieter:innen deutschsprachiger (immersiver und interaktiver) VR-Produkte mit Zulassung als Medizinprodukt sind in Tabelle 4 dargestellt. Hinsichtlich der Kosten muss mit Anschaffungskosten für die Hardware und Software, Abokosten für Software-Updates (inkl. ggf. neuer Szenarien), Wartungskosten sowie bei VR-Brillen mit Streaming einem Internettarif mit hoher Downloadgeschwindigkeit gerechnet werden. Aufgrund des sich schnell entwickelnden Marktes empfehlen wir immer eine aktuelle Recherche von verfügbaren Systemen und Kosten. Zusätzlich möchten wir darauf hinweisen, dass es neben VR-Produkten auch Anbieter:innen von 360°-Videos für psychotherapeutische Zwecke gibt, im deutschen Sprachraum z. B. VirtuallyThere (https://www.virtuallytheremedia.com) oder Psylaris (https://www.psylaris.com/d/).

Qualitätskriterien für VR-Systeme

Zur Beurteilung der Qualität von VR-Systemen relevante Fragen sind im folgenden Kasten gelistet. Diese Fragen können bei der Entscheidungsfindung vor einem möglichen Kauf von Relevanz sein.

Beurteilung von VR-Systemen – Hilfreiche Fragen

- Handelt es sich um ein *Komplettsystem* (Hard- und Software) oder um ein Software-Paket, bei dem die Hardware separat und ggf. eigenständig angeschafft werden muss? Handelt es sich bei der Hardware um ein immersives Produkt (VR-Brille, CAVE, Powerwall)?
- Handelt es sich um ein *Medizinprodukt?* Ist die Soft- und Hardware oder nur die Software als Medizinprodukt zugelassen? Für welche Indikationen, d. h. Diagnosen, ist das Produkt tatsächlich als Medizinprodukt lizenziert (und was bietet es zusätzlich noch an)?

- Welche *virtuellen Szenarien* beinhaltet die Software?
- Welche psychotherapeutischen *Techniken und Methoden* können in der VR umgesetzt werden? Werden psychotherapeutische Interventionen in der VR theorie- und evidenzbasiert realisiert?
- Gibt es klare *Indikationsangaben* sowie eine umfassende Dokumentation und ein Manual für die psychotherapeutische Anwendung?
- *Ausgabegeräte:* Welche Art von VR-Brille wird genutzt (Auflösung, Sichtfeld)? Ist das Rendering Smartphone- oder PC-basiert? Ist die VR-Brille kabelgebunden oder kabellos? Werden zur akustischen Ausgabe Kopfhörer oder Lautsprecher genutzt? Sind direktionaler Sound und Umgebungsgeräuschunterdrückung integriert? Sind Features zur zusätzlichen (z.B. haptischen, olfaktorischen) Stimulation inkludiert?
- *Eingabegeräte:* Welche Art von Kopf-Tracking wird genutzt und werden Bewegungen im Raum erfasst (sechs Freiheitsgrade)? Ist ein Tracking weiterer Körperteile (z.B. Hand-Tracking, Fuß-Tracking) implementiert? Welche Interaktionsgeräte für den:die Patient:in (z.B. Controller) werden genutzt? Welche Art von Interaktion ist möglich (z.B. Fortbewegung, Greifen, Auswählen)?
- Ist ein *Kontroll- und Steuerungssystem* für den:die Therapeut:in implementiert? Gibt es ein Kontroll-Display, das die VR aus Sicht der Patient:innen zeigt? Welche Anpassungen der Szenarien vor und während der Anwendung sind möglich (z.B. unterschiedliche Schweregrade)? Können Elemente des Szenarios (z.B. Turbulenzen in einer Flugexposition, Anzahl anwesender Agent:innen) „live“ ausgewählt und modifiziert werden?
- Wie wird *Fortbewegung* ermöglicht (z.B. per Controller, physische Fortbewegung)?
- Gibt es einen (Hand-)*Avatar* für den:die Patient:in in der VR? Bewegt sich dieser synchron zu den realen Bewegungen der physischen Hand bzw. des Körpers des:der Patient:in?
- Können *Profile für Patient:innen* angelegt werden?
- Werden die *Grenzen des realen Bewegungsraums* in VR angezeigt (Unfallprävention)?
- Gibt es in der Software Modi zur *Reduktion von Cybersickness* (z.B. durch Verengung des Sichtfelds bei Fortbewegung)?
- Wie ist der *Datenschutz* realisiert (z.B. sammeln Stand-alone-Systeme von Meta und Pico unerwünschterweise Daten)?
- Wie *anwendungsfreundlich* ist das System für Psychotherapeut:in und Patient:in?
- Gibt es eine *Schulung und Einweisung* in der Anwendung?
- Wie erfolgt die *Wartung* des Systems? Gibt es Software-Updates? Gibt es einen Kundendienst, ggf. mit Fernwartung oder auch Support vor Ort?

Tabelle 4: In deutscher Sprache verfügbare und als Medizinprodukte zugelassene immersive und interaktive VR-Software bzw. Komplettsysteme zum Einsatz in der Psychotherapie (Stand zum Recherchezeitpunkt)

Anbieter:in	Art des Angebots (wird ggf. erweitert/verändert)	Zulassung als Medizinprodukt*	VR-Szenarien (werden ggf. ständig erweitert)	Genannte Anwendungsbereiche (werden ggf. erweitert)	Anschaffungs- und ggf. Abokosten (Stand 10/2024)
Vtplus (https://www.vtplus.eu)	Komplettsystem aus Hard- und Software mit Schulung, Implementierungsunterstützung und Abo für Systemwartung, Software-Wartung und Support	Soft- und Hardware	z. B. Höhen, Spinnen, Klaustrophobie, Vorträge, Büro, Bewerbung, Flug, Zigaretten in privater und öffentlicher Umgebung, Vögel	Soziale Angststörung, Höhenangst, Spinnenangst, Tierphobie, Klaustrophobie, Nikotinsucht	Auf Anfrage
Neomento (https://www.neomento.de)	Komplettsystem aus Hard- und Software mit Schulung, Implementierungsunterstützung und Kundenservice	Software	z. B. Vorträge, soziale Interaktion, Alltagsherausforderungen, Umgang mit Aggressionen, öffentliche Verkehrsmittel, realistische Räume und Kulissen, öffentliche Plätze, komplexe öffentliche Räume, Umgang mit Stress	Soziale Angststörung, Agoraphobie (mit und ohne Panikstörung), Depression, Posttraumatische Belastungsstörung	Auf Anfrage
Cureosity (https://www.cureosity.com/de)	„Software-as-a-Service"-Modell	Software	Sensomotorik und Koordination, Arbeitsgedächtnis und Langzeitgedächtnis, Planungs- und Exekutivfunktion, Entspannungs- und Atemübungen, Aufmerksamkeit und Wahrnehmung, Stimulierende Aktivitäten, Handfunktion und Feinmotorik	Schlaganfall, neurodegenerative Erkrankungen, Zerebralparese, Verletzungen des Rückenmarks, Schädel-Hirn-Trauma, Erkrankungen des Muskel-Skelett-Systems, Schmerzen	Auf Anfrage

Psycurio (https://www.psycurio.de/de/)	Software-Abo und E-Mail-Support; mit vorgeschlagener Hardware (Komplettpaket) oder eigener Hardware verwendbar	Software	Höhen, Vorträge, soziale Kompetenz, Klaustrophobie, Spinnen, Tresorübung, kognitive Spiele, Entspannung, autobiografische Übungen und psychoedukative Inhalte	Höhenangst, Klaustrophobie, Spinnenangst, Soziale Angststörung, Depression, Posttraumatische Belastungsstörung, Nikotin- und Alkoholabhängigkeit	Software-Lizenz für ein Jahr pro Gerät 1.890 Euro; Kliniklizenzen auf Anfrage; zusätzliche Kosten für Hardware (z. B. 750 Euro)

Anmerkung: Die Tabelle orientiert sich an den auf Websites von Anbieter:innen sowie im europäischen Medizinprodukteverzeichnis verfügbaren Informationen und erhebt keinen Anspruch auf Richtigkeit und Vollständigkeit. *Es ist jeweils zu beachten, ob nur die Software oder auch die Hardware als Medizinprodukt zugelassen ist. Bei nicht als Medizinprodukt zertifizierter Hardware haftet der:die Anbieter:in nicht für Schäden, die aufgrund von Fehlfunktionen, z. B. der VR-Brille, entstehen.

7.4 Verordnung von VR-DiGAs

Nutzung von VR-DiGAs erfolgt typischerweise eigenständig durch Patient:innen

Bei DiGAs handelt es sich um mobile Apps oder Web-Anwendungen mit einem medizinischen Zweck, im psychotherapeutischen Bereich zur Unterstützung der Erkennung, Überwachung und Behandlung einer Erkrankung, bei der Psychotherapie indiziert ist. Es gibt auch DiGAs, die VR nutzen und Patient:innen bei entsprechender Indikation verordnet werden können. Anders als bei der Anschaffung eines VR-Systems steht eine VR-DiGA jedoch nur dem:der spezifischen Patient:in und nur für die Laufzeit der Verordnung zur Verfügung. Somit sind Patient:innen die Hauptnutzer:innen der Anwendung und verwenden diese typischerweise eigenständig in ihrem Zuhause.

Wirksamkeit unbegleiteter, automatisierter VR-Anwendungen im Vergleich zu VR-Interventionen in Anwesenheit eines:einer Psychotherapeut:in

Automatisierte VR-Anwendungen, die selbstständig durch Patient:innen genutzt werden sollen, finden zunehmend Einzug in die Versorgung von Menschen mit psychischen Störungen – so z. B. in Form von VR-DiGAs. Es stellt sich somit die Frage nach deren Wirksamkeit, auch im Vergleich zur Durchführung von VR-Interventionen in Anwesenheit des:der Psychotherapeut:in mit deren klinik- bzw. praxiseigenem VR-System.

Die einzige in Deutschland zugelassene VR-DiGA zur VR-Exposition bei Angststörungen (https://invirto.de) wurde bisher nur an leicht- bis mittelgradig erkrankten Betroffenen evaluiert (z. B. dadurch gekennzeichnet, dass in entsprechenden Studien eine sechsmonatige Wartezeit mit einer einstelligen Anzahl supportiver therapeutischer Kontakte als Kontrollbedingung tolerierbar war; Rubart et al., 2023). Außerdem wurde die Wirksamkeit nicht im Vergleich zu einer VR-Exposition in Anwesenheit eines:einer Psychotherapeut:in untersucht, und es zeigte sich in Intention-to-treat-Analysen eine unzureichende Wirksamkeit bei Sozialer Angststörung.

Auch eine Studie zum Vergleich von Verhaltenstherapie mit VR-Exposition in Anwesenheit eines:einer Psychotherapeut:in und eigenständiger VR-Exposition bei Sozialer Angst (mit einer noch nicht als DiGA zugelassenen VR-Anwendung) wies am Ende der Therapie eine schlechtere Wirksamkeit für die eigenständige VR nach (Stefaniak et al., 2022). Für Zwangsstörungen konnte bereits außerhalb von VR gezeigt werden, dass bei gleichzeitigem Angebot selbstgesteuerter und durch Therapeut:innen gesteuerter Exposition mit Reaktionsverhinderung die Anzahl der Sitzungen, die durch Therapeut:innen geleitet wurden, und die Selbstwirksamkeit der Patient:innen einen positiven Einfluss auf die Wirksamkeit hatte.

Die Verordnung einer selbstständig durchzuführenden VR-DiGA könnte somit bedeuten, dass Patient:innen eine potenziell wirksamere Behandlung in Form einer durch Therapeut:innen geleiteten Exposition vorenthalten wird – worüber entsprechend aufgeklärt werden müsste. Weiterhin ist die Wirksamkeit bei Patient:innen mit stark ausgeprägten Störungen beziehungsweise bestimmten Angststörungen noch unklar bzw. nicht ausreichend. Patient:innen brechen ggf. die Nutzung ab oder halten während der Nutzung Vermeidungsstrategien aufrecht – mit entsprechend negativen Konsequenzen für den Verlauf der Störung. Weiterführende Forschungsbefunde sind deshalb abzuwarten.

Eine interessante Möglichkeit könnte sein, VR-DiGAs nur für therapeutische Hausaufgaben zu verordnen, die initiale(n) VR-Exposition(en) jedoch in der Therapiesitzung durchzuführen. So könnte eine korrekte Durchführung der Erstexposition sichergestellt und das Selbstwirksamkeitserleben der Patient:innen für die selbstgeleitete Exposition erhöht, negative Auswirkungen reduziert bzw. vermieden und durch die häufigere Übungsmöglichkeit ein Mehrwert für die Patient:innen generiert werden.

Verfügbare DiGAs und Kosten

Bislang gibt es eine einzige DiGA, die VR nutzt. Diese beinhaltet als Zusatzgerät zu einer App eine VR-Brille. Die App mit dem Namen Invirto ist verfügbar für die Diagnosen Panikstörung, Agoraphobie mit und ohne Panikstörung sowie Soziale Angststörung bei erwachsenen Patient:innen. Ein Nutzungszeitraum von 90 Tagen kostete zum Recherchezeitpunkt 220 Euro, wobei diese Kosten bei einer Verordnung von den Krankenkassen übernommen werden. Da sich der DiGA-Markt schnell entwickelt, empfehlen wir zum Auffinden weiterer VR-DiGAs eine tagesaktuelle Recherche im DiGA-Verzeichnis des BfArM (https://diga.bfarm.de). Zum Einsatz von DiGAs und zum Abgleich von Qualitätsmerkmalen verweisen wir außerdem auf weiterführende Literatur (Ebert & Baumeister, 2023).

Können Patient:innen VR auch zu Hause nutzen und gibt es Hausaufgaben in VR?

Wenn entsprechendes VR-Equipment als Leihmaterial zur Verfügung steht, können Patient:innen VR-Anwendungen auch zu Hause nutzen. Aufgrund der guten Transportierbarkeit wären hierzu insbesondere Stand-alone-Systeme geeignet. In Therapiesitzungen würde die Heimanwendung dann vor- und nachbesprochen werden. Wir empfehlen auch, die erste(n) Anwendung(en) der VR-Intervention in der Psychotherapiesitzung durchzuführen, um den:die Patient:in mit der Technik vertraut zu machen und die korrekte Durchführung der Intervention sicherzustellen (z. B. bezüglich Sicherheitsverhaltens in der Expositionstherapie). Aus Haftungsgründen sollte das Leihmaterial für den medizinischen Gebrauch zugelassen sein. Alternativ und je nach Verfügbarkeit und Eignung könnten auch VR-DiGAs genutzt werden, um Patient:innen die begleitende Durchführung von VR-Interventionen zu Hause zu ermöglichen.

7.5 Qualifikation

VR in der Aus-, Fort- und Weiterbildung

Noch gibt es keine Regelung zur notwendigen Qualifikation von Psychotherapeut:innen für eine Nutzung von VR. Entsprechende Inhalte sollten aber zeitnah in die Aus- und Weiterbildung integriert werden. In der Musterweiterbildungsordnung für Psychotherapeut:innen (BPtK, 2022) ist in der Kategorie „Diagnostik und Behandlung in der Neuropsychologischen Psychotherapie" bereits folgender Inhalt vorgesehen: „Kenntnis, kritische Beurteilung und Einsatz assistiver Technologien, z.B. gestützte Kommunikation; virtuelle Realität [...]" (S. 36). Da sich die Anwendungsmöglichkeiten von VR in der Psychotherapie schnell entwickeln, sind auch nach einer Einstiegsschulung regelmäßige Fortbildungen sowohl zu technischen als auch zu inhaltlichen Neuerungen angezeigt. Zur Qualitätssicherung sollte zudem eine regelmäßige Intervision mit Fachkolleg:innen, die ebenfalls VR nutzen, erfolgen.

7.6 Hinweise zum praktischen Ablauf

Im Folgenden werden Hinweise zum praktischen Ablauf einer VR-Intervention gegeben, dabei wird auch auf die technische und organisatorische Vor- und Nachbereitung eingegangen (vgl. hierzu auch die „Checkliste: Vor- und Nachbereitung" am Ende des Buches).

7.6.1 VR-Therapieraum

Therapieraum mit freier Fläche notwendig

Für die Anwendung von VR in der Psychotherapie sollte ein Therapieraum mit einer freien Fläche von mindestens 4 qm ausgewählt werden, auf der sich der:die Patient:in während des Eintauchens in die VR mit einer VR-Brille aufhalten kann. Größere Therapieräume haben den Vorteil, dass sich die Patient:innen durch physisches Gehen in mehrere Richtungen auch in VR fortbewegen können. Bei kleinen Räumen muss hingegen ein Controller zur Fortbewegung genutzt werden und es sind ggf. nur einzelne physische Schritte im realen Raum möglich, die in die VR übertragen werden.

Prävention vor Verletzung durch Wände und Gegenstände

Der für die VR-Intervention zu nutzende Bereich des Therapieraumes muss frei von Objekten sein. Da es beim Präsenzerleben in VR erwünscht ist, dass Patient:innen die reale Umgebung um sich herum „vergessen", muss mit unerwarteten und auch ausschweifenden Bewegungen gerechnet werden, insbesondere bei bewegungsintensiven oder affektauslösenden Interventionen oder auch bei Kindern. Zur Verletzungsprävention muss deshalb ausreichend Abstand zu den Wänden eingehalten und Einrichtungsgegenstände aus dem Aktionsbereich der Patient:innen entfernt werden. Bei Bedarf können Wände, im Raum vorhandene Säulen oder kritische Gegenstände auch mit Polstern gesichert werden.

Eine wichtige Sicherheitsfunktion stellt auch das Anzeigen von Raumgrenzen und Gegenständen des realen Raums in der VR dar. Je nach Software werden z.B. bei Annäherung an ein Hindernis im realen Raum Begrenzungslinien oder Gitternetze in der VR angezeigt, oder es wird durch verwaschene Kameraaufnahmen die reale Welt eingeblendet. Hierzu wird der Raum vor der Nutzung der VR-Brille entsprechend kalibriert. Bei der Entscheidung für ein VR-Produkt sind Herstellende zu bevorzugen, die eine solche Funktion integriert haben.

Software-Funktionen zur Erhöhung der Sicherheit

7.6.2 Aufklärung der Patient:innen

Vor der Nutzung von VR für die Psychotherapie muss eine Aufklärung des:der Patient:in erfolgen. In diesem Rahmen werden auch die Geräte erläutert und Fragen dazu beantwortet. Eine Übersicht über relevante Punkte findet sich auf der Karte „Checkliste: Aufklärung von Patient:innen über die VR-Behandlung" am Ende des Buches. Nach Durchführung der Aufklärung und Erläuterung der Vor- und Nachteile einer VR-Behandlung sowie alternativer konventioneller Behandlungen sollte mit dem:der Patient:in eine informierte gemeinsame Entscheidung getroffen werden, ob eine VR-Intervention durchgeführt werden soll.

Aufklärungspflicht vor VR-Interventionen

Einsatz von Berührungen während des Eintauchens in die VR

Bei der Aufklärung über die VR-Intervention und vor dem Eintauchen in die VR sollten Patient:innen gefragt werden, ob der:die Psychotherapeut:in sie während der Zeit in VR z.B. am Arm oder an der Schulter (Körperteil erfragen) kurz berühren darf. Eine Berührung kann sinnvoll sein, um Patient:innen davor zu schützen, sich zu stoßen, um sie auf dem Startpunkt des VR-Szenarios neu auszurichten, um die VR-Brille besser an den Kopf anzupassen oder um beim Finden einer Taste auf dem Controller zu helfen. Da die Patient:innen den:die Psychotherapeut:in in der VR in der Regel nicht sehen, sollten Berührungen immer vorher angekündigt werden.

7.6.3 Anpassung des Equipments

Zu Beginn der Nutzung des VR-Equipments und insbesondere der VR-Brille müssen Anpassungen mit den Patient:innen vorgenommen werden, um eine schmerzfreie und funktionsfähige Anwendung zu gewährleisten.

VR-Brillen verfügen meist über ein einstellbares Oberkopfband, mit dem der Sitz der Brille auf dem Gesicht und der Sitz des Hinterkopfbandes in ihrer Höhe variiert werden können. Weiterhin kann meist die Enge des Sitzes der VR-Brille auf dem Kopf mittels eines Hinterkopfbandes mit Drehknopf mo-

Einstellungen an der VR-Brille

difiziert werden. Diese Einstellungen sollten so vorgenommen werden, dass der Druck nicht unangenehm oder schmerzhaft ist, die VR-Brille aber gut sitzt und das Bild optimal zu sehen ist. Insbesondere die Höhe des Sitzes des VR-Displays vor dem Auge ist dafür relevant. Weiterhin bieten viele VR-Brillen eine Einstellungsmöglichkeit des Augenabstandes. Wird ein Eye-Tracker genutzt, dann wird vor der Nutzung eine Kalibrierung durchgeführt, bei der die Nutzer:innen beispielsweise einen sich bewegenden Punkt fokussieren sollen.

Nutzung von Korrekturbrillen oder Kontaktlinsen unter einer VR-Brille möglich

Die Nutzung von VR-Brillen ist auch mit einer Korrekturbrille und mit Kontaktlinsen möglich. Problematisch können größere Brillen (z.B. größer als 140 mm Breite und 50 mm Höhe) sein, da diese nicht in die gängigen VR-Brillen passen. Da eine VR-Brille nah vor den Augen getragen wird, sind Fernbrillen aber oft nicht notwendig. Andersherum kann das Tragen einer Lesebrille unter dem HMD sinnvoll sein, wenn die Patient:innen im Nahbereich Seheinschränkungen haben. Der:die Patient:in kann die VR-Brille mit und ohne Korrekturbrille ausprobieren und sich für die angenehmere Variante entscheiden. Um sicherzustellen, dass die Brille nicht den Bildschirm des Headsets berührt, können zudem Abstandshalter kostengünstig erworben werden. Aus Komfortgründen ist zudem zu prüfen, ob auf Kontaktlinsen ausgewichen werden kann.

Anpassung der auditiven Darbietung

Auch die zur akustischen Präsentation von Reizen verwendeten Kopfhörer sollten hinsichtlich ihres Sitzes und der eingestellten Lautstärke überprüft werden, sodass diese als angenehm erlebt wird. Bei vielen Anwendungen sollten Patient:innen neben den akustischen Reizen aus der virtuellen Welt zusätzlich den:die Psychotherapeut:in hören können. Deshalb sollte darauf geachtet werden, dass der:die Psychotherapeut:in hörbar bleibt (es sollte also ggf. nur die rechte oder linke Ohrmuschel des Kopfhörers genutzt werden, falls das System nicht über ein Mikrofon für den:die Psychotherapeut:in verfügt).

Müssen Patient:innen irgendetwas beachten oder zur VR-Therapie mitbringen?

Patient:innen müssen vor einer psychotherapeutischen VR-Intervention keine besonderen Vorbereitungen treffen. Vorhandene Sehhilfen sollten zur VR-Sitzung mitgebracht werden – sowohl Brille als auch Kontaktlinsen. Bei längeren VR-Sitzungen und einem erhöhten Risiko für Cybersickness sollten Patient:innen im Anschluss eine Pause einplanen und nicht selbst mit dem Auto nach Hause fahren.

7.6.4 Eingewöhnung in die VR

Umsehen, Fortbewegung und Interaktion in VR üben

Bei der erstmaligen Nutzung von VR mit einem:einer Patient:in sollte eine Eingewöhnung erfolgen, bei der sich Patient:innen mit dem Erleben und Verhalten in VR in Ruhe und in einem neutralen virtuellen Raum vertraut machen. Der Modus der späteren VR-Intervention (Stehen, Sitzen oder Liegen) sollte auch in der Eingewöhnung berücksichtigt werden. Es können konkrete Anweisungen gegeben werden, wie z. B. einmal nach oben, unten, rechts, links, vorne und hinten zu sehen. So können mit VR unerfahrene Nutzer:innen feststellen, dass sie Kopfbewegungen aktiv nutzen können. Bei Anwendung im Stehen werden die Nutzer:innen außerdem gebeten, sich (je nach Modus mit einem Controller und/oder mit ihren eigenen Füßen) um die eigene Achse zu drehen und sich in verschiedene Richtungen fortzubewegen. Insbesondere das Gehen in VR sollte so lange geübt werden, bis die Patient:innen sich sicher bewegen können. Weiterhin können Interaktionen mit der VR getestet werden. Hierzu können Patient:innen z. B. aufgefordert werden, einen neutralen Agenten bzw. eine neutrale Agentin zu begrüßen oder einen neutralen Gegenstand zu greifen.

Anwendung von VR-Interventionen im Stehen, Sitzen oder Liegen

Je nach Szenario, durchzuführender Handlung bzw. umzusetzender Intervention (z. B. Höhenexposition vs. PMR-Übung) können Patient:innen während des Eintauchens in die VR entweder stehen, auf einem Stuhl sitzen oder auf einer Matte oder Liege liegen. Durch das Positions-Tracking sehen sie dabei immer die jeweilige Perspektive innerhalb der virtuellen Welt. Sollen sich Patient:innen in VR fortbewegen, wird dies im Stehen als natürlicher empfunden als im Sitzen und sollte bevorzugt werden. Eine Ausnahme stellt eine Gangunsicherheit bei älteren oder beeinträchtigten Patient:innen dar, hier kann aus Sicherheitsgründen das Sitzen bevorzugt werden. Sitzen die Patient:innen, ist eine Fortbewegung in der virtuellen Realität nur per Controller bzw. Joystick möglich, stehen die Patient:innen, so können sie sich in der VR auch durch physisches Gehen fortbewegen.

7.6.5 Umgang mit Cybersickness

Überprüfen des Auftretens von Cybersickness

Die Eingewöhnungsphase sollte auch genutzt werden, um das Auftreten von Cybersickness zu überprüfen. Hierzu werden die Patient:innen gebeten, sich in der VR mit dem Controller fortzubewegen. Insbesondere wenn eine VR-Intervention geplant ist, die selbst Körpersymptome auslöst (z. B. Angstexposition), ist die Überprüfung des Auftretens von Cybersickness in einer neutralen Umgebung sinnvoll, um später Symptome von Angst von jenen der Cybersickness abzugrenzen.

Verhinderung oder Reduktion von Cybersickness

Bei erhöhter Empfindlichkeit für Cybersickness sollte bereits die Eingewöhnung in die VR besonders vorsichtig und mit anfangs nur langsamer Bewegung in VR und somit einem geringen optischen Fluss erfolgen. Außerdem kann es hilfreich sein, durch Software-Anpassungen das horizontale Blickfeld einzuschränken (z.B. durch Schwärzung der Blickränder bei Fortbewegung in VR, ähnlich einem „Tunnelblick"), die Geschwindigkeit der Fortbewegung zu reduzieren oder Teleportation statt freien Bewegens zu nutzen. Diese Anpassungen sind teilweise bereits in VR-Systemen integriert. Weiterhin hat sich gezeigt, dass durch eine wiederholte Anwendung von VR eine höhere Toleranz gegenüber Cybersickness aufgebaut werden kann, falls die VR-Intervention trotz Cybersickness-Symptomen fortgesetzt werden soll. Nach gründlicher Abwägung und wenn eine Behandlung auf anderem Wege nicht realisierbar ist, kann bei Cybersickness auch über den Einsatz von Medikamenten gegen Reiseübelkeit nachgedacht werden. Alternativ können „Hausmittel" wie das Kauen von Kaugummi oder kühle Frischluft ausprobiert werden. Weitere Empfehlungen finden sich z.B. in Biswas et al. (2024).

Maßnahmen bei akutem Auftreten von Cybersickness

Treten beim Eintauchen in die VR nicht nur leichte, sondern mittelschwere bis schwere Symptome von Cybersickness auf, sollte das Headset abgesetzt und die Intervention pausiert werden. Für den unwahrscheinlichen Fall eines Erbrechens sollten Spucktüten, Getränke, die Möglichkeit zur Mundspülung oder Kaugummis bereitgehalten werden. Laut den Herstellerinformationen soll die VR-Brille erst wieder verwendet werden, wenn die Symptome mehrere Stunden abgeklungen sind. Auch ist nach dem Auftreten von Cybersickness-Symptomen das Fahren sowie Betätigen schwerer Maschinen nicht angezeigt, und es sollte eine Ruhepause eingelegt werden. Dabei muss beachtet werden, dass Cybersickness-Symptome verzögert auftreten und etwas länger anhalten können.

7.6.6 Hygienemaßnahmen

Zur Vermeidung der Übertragungen von Infektionen (z.B. Bindehautentzündung, Noro-Viren) über das VR-Equipment sollte dieses nach jeder Nutzung mit geeignetem Desinfektionsmittel (z.B. Desinfektionstücher für Tastaturen) desinfiziert werden. Hierzu sind auch die Herstellerangaben zu beachten. Es sind auch Einmal-Hygienemasken (Gesichtspads) für die VR-Brille erwerbbar, die auf die Gesichtsauflagefläche der Brille aufgeklebt werden, sodass diese nicht direkt auf der Gesichtshaut aufliegt.

8 Zukunft der VR in der Psychotherapie

8.1 VR-Interventionen als Standardmethode

Evidenzbasierter und ökonomischer Einsatz in breiten Anwendungsfeldern

Auch wenn die Nutzung von VR in der Psychotherapie schon im letzten Jahrhundert begonnen hat, besteht in vielen Bereichen noch großer Forschungsbedarf (Bell et al., 2024). Starke wissenschaftliche Evidenz besteht erst bei einigen Störungsbildern und die Integration in die Leitlinien steht am Beginn. Weitere hochwertige Studien sind notwendig, um die (potenziellen) Vorteile von VR-Methoden und -Techniken gegenüber konventionellen psychotherapeutischen Methoden und für spezielle Gruppen wie Kinder und Jugendliche empirisch gut zu belegen. Wir erwarten, dass sich die wissenschaftlich belegten Einsatzfelder dadurch deutlich erweitern und sich VR-Anwendungen in der psychotherapeutischen Praxis rasch verbreiten werden. Dazu beitragen wird auch die technische Entwicklung bei der Hardware. Insbesondere VR-Brillen werden nicht nur immer leistungsfähiger werden, sondern auch immer kostengünstiger. Gleichzeitig ist es für eine Implementierung in der Standardversorgung notwendig, dass sich Abrechnungsziffern etablieren, die die Anschaffungskosten von VR-Systemen refinanzieren.

8.2 VR und Telemedizin

Das Therapiezimmer wird virtuell

Eine wichtige Weiterentwicklung wird sein, dass VR-basierte Interventionen auch standardmäßig telemedizinisch angeboten werden. Patient:innen tauchen dazu an ihrem jeweiligen Aufenthaltsort in die VR ein und der:die Psychotherapeut:in begleitet sie in Echtzeit als virtueller Avatar in der VR aus der Ferne. Patient:in und Therapeut:in sehen einander in der VR in Form eines Avatars. Um auch nonverbale Kommunikation umfassend zu ermöglichen, können für den Avatar auch Videoaufnahmen der realen Person eingeblendet oder Mimik und Gestik über eine umfassende Sensorik erfasst und durch den Avatar vermittelt werden. Insbesondere durch die zukünftig zunehmende Verbreitung von VR-Equipment in Privathaushalten wird eine Verknüpfung von VR und Telemedizin zu einer wohnortunabhängigen Versorgung mit effektiven psychotherapeutischen Methoden und Techniken beitragen. Eine weitere interessante Erweiterung wird sein, dass auch mehrere Patient:innen gleichzeitig über Avatare (ggf. mit Videoaufnahmen) in einer VR-Gruppentherapie telemedizinisch behandelt werden.

8.3 VR und personalisierte Psychotherapie

Personalisierung von VR-Szenarien

Im Bereich der Psychotherapie ist ein personalisiertes Vorgehen schon immer ein zentraler Bestandteil. In den Anfängen der Nutzung von VR in der Psychotherapie waren aus Standardisierungsgründen bei Studien sowie aufgrund von technischen Einschränkungen in der Generierung virtueller Welten der Individualisierung Grenzen gesetzt. Dies wird sich in der weiteren Entwicklung verändern und die Erstellung individueller VR-Umgebungen zunehmend einfacher und günstiger werden. Schon heute können mit einer 360°-Kamera (die wenige hundert Euro kostet) hochauflösende Bilder oder Videos generiert und mittels kostenfreier Software über Smartphone-basierte VR-Brillen immersiv erlebt und in interaktive VR-Szenarien integriert werden. Damit kann der persönliche Kontext von problematischen Situationen, die in der Psychotherapie bearbeitet werden sollen, schon heute in das Therapiezimmer geholt werden. So können Patient:innen Aufnahmen aus der für sie relevanten Umgebung (z. B. ihrem Wohnzimmer) beispielweise für ein virtuelles Rollenspiel zu Familienkonflikten in die Therapiesitzung mitbringen. Durch immer schnellere Verarbeitung und KI-basierte Analysemethoden ist zu erwarten, dass 3D-Modelle aus 360°-Videoaufnahmen für die Psychotherapie generiert werden können. Gleiches gilt auch für individuell relevante Objekte oder Personen, die in die psychotherapeutische VR-Anwendung integriert werden können. Beispielsweise könnten reale Personen auf der Basis von Videoaufnahmen durch entsprechende Agent:innen in VR repräsentiert werden (z. B. ein Familienmitglied). Bei dritten Personen, die in die VR integriert werden sollen, sind allerdings deren Rechte zu beachten und ggf. ein Einverständnis einzuholen.

Erfassung von Mimik, Gestik und Augenbewegung durch in die VR-Brille integrierte Kameras

Während beim derzeitigen Einsatz von VR-Brillen die Erfassung der Mimik und Augenbewegungen noch deutlich eingeschränkt ist, wird diese zukünftig durch die Integration verschiedener Sensorsysteme gewährleistet sein. Kameras, die Blickbewegungen erfassen, sind schon heute in einigen Produkten integriert. Zusätzliche Kameras werden das gesamte Gesicht erfassen können und die gewonnenen Informationen werden durch KI-Methoden analysiert werden können. Psychotherapeut:innen erhalten dann kontinuierlich Informationen zur Aufmerksamkeit sowie zum Gesichtsausdruck ihrer Patient:innen. Gleiches gilt für die Gestik, die auch über Kameras erfasst wird und schon heute für die Steuerung eines VR-Systems (z. B. Greifen oder Auswählen von virtuellen Gegenständen) verwendet werden kann.

Integration noninvasiver Messungen physiologischer Parameter

Bisher am wenigsten weit entwickelt ist die Integration physiologischer Messungen. In den letzten Jahren wurden jedoch Sensoren entwickelt, die verschiedenste physiologische Marker noninvasiv bzw. teilweise kontaktlos mit ausreichender Qualität erfassen können, z. B. die Herzrate, Blutdruck, Hauttemperatur, Muskelspannung, Hautleitfähigkeit, aber auch Oxygenierung und pH-Wert des Blutes. Wir erwarten, dass in den nächsten Jahren weitere marktreife Produkte entwickelt und in VR-Anwendungen integriert werden können.

Umfassendes Bild vom Zustand des:der Patient:in durch multisensorische Verarbeitung

Zukünftig wird somit innerhalb von VR-Anwendungen eine multimodale Erfassung des Zustands der Patient:innen aus Selbstbericht, Verhalten (Zappeln, aber auch Reaktionszeiten bei Tests, Aufmerksamkeit in Form von Blickbewegungen) sowie physiologischen Maßen erfolgen. Da eine direkte Übermittlung dieser Variablen an die Therapeut:innen aufgrund der Fülle an Informationen nicht zielführend wäre, werden durch KI-unterstützte Methoden relevante Informationen extrahiert und zusammenfassende Zustandsinformationen zu Variablen, wie z.B. Valenz und Arousal, erstellt werden. Diese Informationen können auch den Patient:innen als „Biofeedback" rückgemeldet oder vom System direkt zur Fortführung der Therapie verwendet werden (z.B., die Exposition mit der nächsten Szene weiterzuführen).

8.4 Automatisierung und Selbststeuerung psychotherapeutischer Abläufe

Eine KI steuert den Ablauf der Psychotherapie

Die bereits angesprochene Möglichkeit, den Zustand der Patient:innen multimodal zu erfassen, bildet die Basis für eine Automatisierung des Therapieprozesses bzw. die Bereitstellung von Selbsthilfeangeboten. Wenn das VR-System ausreichend Informationen über die therapeutischen Prozesse z.B. durch aufgezeichnete Therapieverläufe hat, können KI-unterstützte Systeme durch die Intervention begleiten und den Therapieprozess individuell anpassen. Wir erwarten, dass die Automatisierung der Psychotherapie in VR weiter voranschreiten wird (siehe hierzu auch Lindner et al., 2020) und dies auch für die Versorgung der Bevölkerung einen relevanten Nutzen haben wird. Wichtig wird es sein, genau zu definieren, an welcher Stelle reale Therapeut:innen zielführend in den Therapieverlauf integriert werden müssen und bei welchen Patient:innen ein automatisiertes Vorgehen ggf. den Therapieerfolg gefährden kann.

8.5 KI-gesteuerte virtuelle Agent:innen

Lebensbegleitende Psychotherapie-Agent:innen für alle Patient:innen?

Schon heute werden KI-Agent:innen darin geschult, standardisierte Diagnostik bei psychischen Störungen durchzuführen. Zukünftig werden – wie schon aktuell in der kostenpflichtigen Version von ChatGPT 4.0 (ai-pro.org) – Systeme zur Verfügung stehen, die Äußerungen von Patient:innen erfassen und direkt transkribieren können. Zukünftig können Informationen aus der Sprache und aus der multisensorischen Zustandserfassung (vgl. Kapitel 8.3) über Large Language Modells (LLMs) oder andere fortgeschrittene KI-Modelle verarbeitet und passende Äußerungen sowie plausibles Verhalten der KI-Agent:innen als Ausgabe generiert werden. Solche KI-Agent:innen werden als Übungspartner:innen bei Rollenspielen und Verhaltensübungen, z.B. bei sozialer Angst, ökologisch deutlich validere und automatisiertere Abläufe als vorprogrammierte Agent:innen ermöglichen. KI-gesteuerte Agent:innen werden aber nach und nach auch die Rolle eines:einer Co-Therapeut:in übernehmen können. Die automatisierte Psychotherapie wird dann teilweise mithilfe eines:einer virtuellen Agent:in in der Rolle des:der Psychotherapeut:in geleitet werden können. Es ist zu erwarten, dass zunächst Bestandteile der Psychotherapie, wie z. B. die Psychoedukation oder die wiederholte Durchführung von Expositionsübungen, von virtuellen Co-Therapeut:innen übernommen werden. Inwieweit KI-Agent:innen auch komplett die Rolle der Psychotherapeut:innen (Würde man sie „Psychotherapie-Agent:innen" nennen?) übernehmen und psychische Störungen eigenständig behandeln, ist derzeit noch unklar und wird auch davon abhängen, wie gut KI psychotherapeutische Informationsintegration, Entscheidungsregeln und Handlungsformen abbilden können wird und wie sich ethische Richtlinien in der Gesellschaft diesbezüglich entwickeln werden. Vorteile komplett autonomer virtueller Therapeut:innen wären z. B., dass diese jederzeit verfügbar und in ihrer Gesamttherapiezeit nicht beschränkt wären (wenn dies nicht aus therapeutischen Gründen eingeschränkt wird) und auch keine persönlichen Krisen oder Aufmerksamkeitsprobleme hätten (außer, das wäre in der Erstellung vorgesehen). Letztlich könnten sie auch als lebenslange Begleiter:innen fungieren (falls das als zielführend angesehen wird).

Ethische Debatte um virtuelle, KI-gestützte Psychotherapeut:innen nötig

Die zu erwartenden Entwicklungen haben weitreichende ethische Implikationen, deren wir uns annehmen sollten. Zu diskutierende Fragen wären z. B.: In welchen Fällen und unter welchen Bedingungen möchten wir als Menschen von nicht menschlichen Psychotherapeut:innen behandelt werden? Möchten wir virtuelle KI-Therapeut:innen zur korrekten Anwendung einer spezifischen psychotherapeutischen Methode (z. B. Psychoedukation) nutzen oder sie auch die therapeutische Beziehungsgestaltung übernehmen lassen? Welche Verantwortung haben wir als Psychotherapeut:innen, wenn wir den Einsatz virtueller Therapeut:innen beforschen, entwickeln oder zu einem späteren Zeitpunkt auch verordnen?

KI-unterstützte anthropomorphe Agent:innen sind eine disruptive Technologie

Als Gefahr bei der Anwendung von virtuellen Therapeut:innen muss auch die Möglichkeit bedacht werden, dass Patient:innen eine Abhängigkeit von diesen entwickeln und es notwendig ist, dass die Agent:innen auch in solchen Fällen professionell agieren. Insgesamt werden den Möglichkeiten, KI-unterstützte soziale Interaktionspartner:innen in der VR zu generieren, wenig Grenzen gesetzt sein. KI-Agent:innen werden glaubwürdig eine Persönlichkeit darstellen, die sowohl körperlich in ihrer Attraktivität oder Seriosität beliebig angepasst und in ihrem Verhalten optimal validierend ausgestaltet werden können. Dies verdeutlicht neben den Chancen auch die Gefahren wie einer Entfremdung von der realen Welt und eine Abhängigkeit von Agent:innen in der VR.

9 Weiterführende Literatur

Altenhofer, M., Pauli, P., Gromer, D., Lanzinger, J., Täuber, M. & Edlinger-Starr, S. (2021). Virtual-Reality-Therapie. *Anwendung in Klinischer Psychologie und Psychotherapie*. Berlin: Springer. https://doi.org/10.1007/978-3-662-63457-8

Kothgassner, O. D. & Felnhofer, A. (Hrsg.). (2018). *Klinische Cyberpsychologie und Cybertherapie*. Wien: Facultas. https://doi.org/10.36198/9783838548944

Wölfel, M. (2023). *Immersive Virtuelle Realität: Grundlagen, Technologien, Anwendungen*. Berlin: Springer. https://doi.org/10.1007/978-3-662-66908-2

10 Literatur

Bandelow, B., Aden, I., Alpers, G.W., Benecke, A., Benecke, C., Deckert, J. et al. (2021). *Deutsche S3-Leitlinie Behandlung von Angststörungen*. Version 2, verfügbar unter: https://register.awmf.org/assets/guidelines/051-028l_S3_Behandlung-von-Angststoerungen_2021-06.pdf

Bell, I. H., Pot-Kolder, R., Rizzo, A., Rus-Calafell, M., Cardi, V., Cella, M. et al. (2024). Advances in the use of virtual reality to treat mental health conditions. *Nature Reviews Psychology, 3,* 552–567. https://doi.org/10.1038/s44159-024-00334-9

Benbow, A. A. & Anderson, P. L. (2019). A meta-analytic examination of attrition in virtual reality exposure therapy for anxiety disorders. *Journal of Anxiety Disorders, 61,* 18–26. https://doi.org/10.1016/j.janxdis.2018.06.006

Biswas, N., Mukherjee, A. & Bhattacharya, S. (2024). "Are you feeling sick?" – A systematic literature review of cybersickness in virtual reality. *ACM Computing Surveys, 56,* 1–38. https://doi.org/10.1145/3670008

Blum, J., Rockstroh, C. & Göritz, A. S. (2019). Heart rate variability biofeedback based on slow-paced breathing with immersive virtual reality nature scenery. *Frontiers in Psychology, 10,* 2172. https://doi.org/10.3389/fpsyg.2019.02172

Bundespsychotherapeutenkammer (BPtK). (2022). *Musterweiterbildungsordnung für Psychotherapeut*innen*. Verfügbar unter: https://api.bptk.de/uploads/Muster_Weiterbildungsordnung_Psychotherapeut_innen_der_B_Pt_K_d6427e628e.pdf

Corrigan, N., Păsărelu, C.-R. & Voinescu, A. (2023). Immersive virtual reality for improving cognitive deficits in children with ADHD: A systematic review and meta-analysis. *Virtual Reality*, 1–20. https://doi.org/10.1007/s10055-023-00768-1

Dellazizzo, L., Potvin, S., Phraxayavong, K. & Dumais, A. (2021). One-year randomized trial comparing virtual reality-assisted therapy to cognitive-behavioral therapy for patients with treatment-resistant schizophrenia. *NPJ Schizophrenia, 7,* 9. https://doi.org/10.1038/s41537-021-00139-2

Diemer, J., Alpers, G.W., Peperkorn, H.M., Shiban, Y. & Mühlberger, A. (2015). The impact of perception and presence on emotional reactions: A review of research in virtual reality. *Frontiers in Psychology, 6,* 26. https://doi.org/10.3389/fpsyg.2015.00026

Du Sert, O. P., Potvin, S., Lipp, O., Dellazizzo, L., Laurelli, M., Breton, R. et al. (2018). Virtual reality therapy for refractory auditory verbal hallucinations in schizophrenia: A pilot clinical trial. *Schizophrenia Research, 197,* 176–181. https://doi.org/10.1016/j.schres.2018.02.031

Ebert, D. D. & Baumeister, H. (Hrsg.). (2023). *Digitale Gesundheitsinterventionen: Anwendungen in Therapie und Prävention.* Berlin: Springer. https://doi.org/10.1007/978-3-662-65816-1

Eshuis, L. V., van Gelderen, M. J., van Zuiden, M., Nijdam, M. J., Vermetten, E., Olff, M. & Bakker, A. (2021). Efficacy of immersive PTSD treatments: A systematic review of virtual and augmented reality exposure therapy and a meta-analysis of virtual reality exposure therapy. *Journal of Psychiatric Research, 143,* 516–527. https://doi.org/10.1016/j.jpsychires.2020.11.030

Fernández-Álvarez, J., Rozental, A., Carlbring, P., Colombo, D., Riva, G., Anderson, P. L. et al. (2019). Deterioration rates in virtual reality therapy: An individual patient data level meta-analysis. *Journal of Anxiety Disorders, 61,* 3–17. https://doi.org/10.1016/j.janxdis.2018.06.005

Fimm, B. et al. (2023). Diagnostik und Therapie von Aufmerksamkeitsstörungen bei neurologischen Erkrankungen im Erwachsenenalter, S2e-Leitlinie. In: Deutsche Gesellschaft für Neurologie (Hrsg.), *Leitlinien für Diagnostik und Therapie in der Neurologie.* Online: www.dgn.org/leitlinien (abgerufen am 25.08.2024). Verfügbar unter: https://dgn.org/leitlinie/208

Freeman, D., Lambe, S., Kabir, T., Petit, A., Rosebrock, L., Yu, L.-M. et al. (2022). Automated virtual reality therapy to treat agoraphobic avoidance and distress in patients with psychosis (gameChange): A multicentre, parallel-group, single-blind, randomised, controlled trial in England with mediation and moderation analyses. The Lancet. *Psychiatry, 9,* 375–388. https://doi.org/10.1016/S2215-0366(22)00060-8

Golding, J. F. (2006). Predicting individual differences in motion sickness susceptibility by questionnaire. *Personality and Individual Differences, 41*(2), 237–248. https://doi.org/10.1016/j.paid.2006.01.012

Grassini, S. (2022). Virtual reality assisted non-pharmacological treatments in chronic pain management: A systematic review and quantitative meta-analysis. *International Journal of Environmental Research and Public Health, 19,* 4071. https://doi.org/10.3390/ijerph19074071

Hameed, A. & Perkis, A. (2024). Authenticity and presence: Defining perceived quality in VR experiences. *Frontiers in Psychology, 15,* 1291650. https://doi.org/10.3389/fpsyg.2024.1291650

Kassenärztliche Vereinigung Bayern. (2024). *Wegweiser psychotherapeutische Versorgung.* Verfügbar unter: https://www.kvb.de/fileadmin/kvb/Mitglieder/Service/Informationsservice/Informationsmaterial/AbrechnungHonorar/KVB-Broschuere-Wegweiser-Psychotherapeutische-Versorgung.pdf

Keshavarz, B., Murovec, B., Mohanathas, N. & Golding, J. F. (2023). The Visually Induced Motion Sickness Susceptibility Questionnaire (VIMSSQ): Estimating individual susceptibility to motion sickness-like symptoms when using visual devices. *Human Factors: The Journal of the Human Factors and Ergonomics Society, 65*(1), 107–124. https://doi.org/10.1037/t88122-000

Kourtesis, P., Linnell, J., Amir, R., Argelaguet, F. & MacPherson, S. E. (2023). Cybersickness in Virtual Reality Questionnaire (CSQ-VR): A validation and comparison against SSQ and VRSQ. *Virtual Worlds, 2,* 16–35. https://doi.org/10.3390/virtualworlds2010002

Krzystanek, M., Surma, S., Stokrocka, M., Romańczyk, M., Przybyło, J., Krzystanek, N. & Borkowski, M. (2021). Tips for effective implementation of virtual reality exposure therapy in phobias – a systematic review. *Frontiers in Psychiatry, 12,* 737351. https://doi.org/10.3389/fpsyt.2021.737351

Lindner, P., Miloff, A., Bergman, C., Andersson, G., Hamilton, W. & Carlbring, P. (2020). Gamified, automated virtual reality exposure therapy for fear of spiders: A single-subject trial under simulated real-world conditions. *Frontiers in Psychiatry, 11,* 116. https://doi.org/10.3389/fpsyt.2020.00116

Mittal, P., Bhadania, M., Tondak, N., Ajmera, P., Yadav, S., Kukreti, A. et al. (2024). Effect of immersive virtual reality-based training on cognitive, social, and emotional skills in children and adolescents with autism spectrum disorder: A meta-analysis of randomized controlled trials. *Research in Developmental Disabilities, 151,* 104771. https://doi.org/10.1016/j.ridd.2024.104771

Moinnereau, M.-A., Oliveira, A.A. & Falk, T.H. (2022). Immersive media experience: A survey of existing methods and tools for human influential factors assessment. *Quality and User Experience, 7,* 5. https://doi.org/10.1007/s41233-022-00052-1

Morina, N., Ijntema, H., Meyerbröker, K. & Emmelkamp, P.M.G. (2015). Can virtual reality exposure therapy gains be generalized to real-life? A meta-analysis of studies applying behavioral assessments. *Behaviour Research and Therapy, 74,* 18–24. https://doi.org/10.1016/j.brat.2015.08.010

Navarro-Haro, M.V., Hoffman, H.G., Garcia-Palacios, A., Sampaio, M., Alhalabi, W., Hall, K. & Linehan, M. (2016). The use of virtual reality to facilitate mindfulness skills training in dialectical behavioral therapy for borderline personality disorder: A case study. *Frontiers in Psychology, 7,* 1573. https://doi.org/10.3389/fpsyg.2016.01573

Nelles, G., Platz, T., Allert, N., Brinkmann, S., Dettmer, C., Dohle, C. et al. (2023). *Rehabilitation sensomotorischer Störungen, S2k-Leitlinie.* Verfügbar unter: https://dgn.org/leitlinie/149

Pittig, A., Stevens, S., Vervliet, B., Treanor, M., Conway, C.C., Zbozinek, T. & Craske, M.G. (2015). Optimierung expositionsbasierter Therapie: Ein Ansatz des inhibitorischen Lernens. *Psychotherapeut, 60,* 401–418. https://doi.org/10.1007/s00278-015-0042-7

Rodrigo-Yanguas, M., Martin-Moratinos, M., Menendez-Garcia, A., Gonzalez-Tardon, C., Royuela, A. & Blasco-Fontecilla, H. (2021). A virtual reality game (The Secret Trail of Moon) for treating attention-deficit/hyperactivity disorder: Development and usability study. *JMIR Serious Games, 9*(3), e26824. https://doi.org/10.2196/26824

Rubart, A.K., Barrabas, T.F., Manheim, I.K., Korn, J., Berg, J., John, L.H. & Zurowski, B. (2023). Efficacy of an app-based treatment for anxiety disorders including exposure in virtual reality – a randomized controlled trial. *European Psychiatry, 66*(S1), S109. https://doi.org/10.1192/j.eurpsy.2023.300

Sansoni, M., Varallo, G., Malighetti, C., Tuena, C., Di Lernia, D., Cesa, G.L. et al. (2024). Unlocking the potential of virtual reality to expand treatment frontiers for bulimia nervosa: A pilot study to explore the impact of virtual reality-enhanced cognitive-behavioral therapy. *Virtual Reality, 28,* 79. https://doi.org/10.1007/s10055-024-00971-8

Schröder, B., Kroczek, A., Kroczek, L.O.H., Ehlis, A.-C., Batra, A. & Mühlberger, A. (2024). Cigarette craving in virtual reality cue exposure in abstainers and relapsed smokers. *Scientific Reports, 14*(1), 7538. https://doi.org/10.1038/s41598-024-58168-7

Schröder, D., Wrona, K.J., Müller, F., Heinemann, S., Fischer, F. & Dockweiler, C. (2023). Impact of virtual reality applications in the treatment of anxiety disorders: A systematic

review and meta-analysis of randomized-controlled trials. *Journal of Behavior Therapy and Experimental Psychiatry, 81,* 101893. https://doi.org/10.1016/j.jbtep.2023.101893
Slater, M. (2009). Place illusion and plausibility can lead to realistic behaviour in immersive virtual environments. *Philosophical Transactions of the Royal Society of London. Series B, Biological Sciences, 364*(1535), 3549–3557. https://doi.org/10.1098/rstb.2009.0138
Stangier, U., Heidenreich, T. & Peitz, M. (2009). *Soziale Phobien* (2., korrigierte und erweiterte Aufl.). Weinheim: Beltz PVU.
Stefaniak, I., Hanusz, K., Mierzejewski, P., Bieńkowski, P., Parnowski, T. & Murawiec, S. (2022). Preliminary study of efficacy and safety of self-administered virtual exposure therapy for social anxiety disorder vs. cognitive-behavioral therapy. *Brain Sciences, 12*(9), 1236. https://doi.org/10.3390/brainsci12091236
Tan, Y. L., Chang, V. Y. X., Ang, W. H. D., Ang, W. W. & Lau, Y. (2024). Virtual reality exposure therapy for social anxiety disorders: A meta-analysis and meta-regression of randomized controlled trials. *Anxiety, Stress, and Coping, 38*(2), 141–160. https://doi.org/10.1080/10615806.2024.2392195
Teismann, T. & Margraf, J. (2018). *Exposition und Konfrontation.* Göttingen: Hogrefe. https://doi.org/10.1026/02825-000
Voinescu, A., Sui, J. & Stanton Fraser, D. (2021). Virtual reality in neurorehabilitation: An umbrella review of meta-analyses. *Journal of Clinical Medicine, 10,* 1478. https://doi.org/10.3390/jcm10071478
Volkmann, T., Wessel, D., Jochems, N. & Franke, T. (2018). German translation of the Multimodal Presence Scale. In R. Dachselt & G. Weber (Hrsg.), Mensch und Computer 2018 (S. 475–479). Bonn: Gesellschaft für Informatik. https://doi.org/10.18420/muc2018-mci-0428
Wechsler, T. F., Kocur, M., Schumacher, S., Rubenbauer, M., Ruider, A., Brockelmann, M. et al. (2024). Looking fear in the eye: Gamified virtual reality exposure towards spiders for children using attention based feedback. *Clinical Child Psychology and Psychiatry, 29,* 1121–1136. https://doi.org/10.1177/13591045231194103
Wechsler, T. F., Kümpers, F. & Mühlberger, A. (2019). Inferiority or even superiority of virtual reality exposure therapy in phobias? – A systematic review and quantitative meta-analysis on randomized controlled trials specifically comparing the efficacy of virtual reality exposure to gold standard in vivo exposure in agoraphobia, specific phobia, and social phobia. *Frontiers in Psychology, 10,* 1758. https://doi.org/10.3389/fpsyg.2019.01758
Wechsler, T. F., Pfaller, M., van Eickels, R. E., Schulz, L. H. & Mühlberger, A. (2021). Look at the audience? A randomized controlled study of shifting attention from self-focus to nonsocial vs. social external stimuli during virtual reality exposure to public speaking in social anxiety. *Frontiers in Psychiatry, 12,* 751272. https://doi.org/10.3389/fpsyt.2021.751272
Wiebe, A., Kannen, K., Selaskowski, B., Mehren, A., Thöne, A.-K., Pramme, L. et al. (2022). Virtual reality in the diagnostic and therapy for mental disorders: A systematic review. *Clinical Psychology Review, 98,* 102213. https://doi.org/10.1016/j.cpr.2022.102213

11 Kompetenzziele und Lernkontrollfragen

Kompetenzziele

Durch die Lektüre dieses Buches können folgende Kenntnisse erworben werden:

- Kenntnisse zu Virtueller Realität (VR): Definition und Abgrenzung, technische Umsetzung sowie Theorien und Modelle,
- Kenntnisse zu Indikationen und Kontraindikationen bei der Nutzung von VR,
- Kenntnis der relevantesten psychotherapeutischen Methoden und Techniken in VR,
- Kenntnis der Vorteile und Risiken der Nutzung von VR,
- Kenntnis zur praktischen Durchführung psychotherapeutischer Methoden mit VR,
- detaillierte Kenntnisse zur praktischen Durchführung von VR-Exposition,
- Kenntnis der Rahmenbedingungen der Nutzung von VR,
- Kenntnis der relevanten Aspekte zur Aufklärung von Patient:innen bei Nutzung von VR,
- Kenntnis des Stands der Evidenz und der Empfehlungen zur Nutzung von VR in der Psychotherapie.

Lernkontrollfragen

1. Wann spricht man von Virtueller Realität (VR)?
   a. Zentrale Komponenten von VR sind eine hohe Immersion und eine Interaktionsmöglichkeit in der VR.
   b. Eine hohe Immersion (z. B. durch Verwendung einer VR-Brille) genügt, um der gängigen Definition von VR zu entsprechen.
   c. Auch die Einblendung von virtuellen Objekten in die reale Welt durch Computersimulation wird als VR bezeichnet.
   d. VR bezeichnet eine Simulation in der visuellen Modalität, die mit einer VR-Brille präsentiert wird.
2. Welche Aussage bezüglich der technischen Umsetzung von VR ist falsch?
   a. Bei der Nutzung von VR-Brillen muss die Kopfbewegung erfasst werden, um die visuelle Information in Echtzeit anzupassen.
   b. Ein Herumgehen in VR ist nur mit einem Kontroller möglich.

   c. Avatare sind Repräsentationen der Körper oder Körperteile von Menschen in der VR.
   d. Psychotherapeut:innen können während der VR mit den Patient:innen reden.
3. Welches ist kein für die VR relevantes Konstrukt?
   a. Präsenz.
   b. Agency.
   c. Embodiment.
   d. Antizität.
4. Bei welchen Störungen wird VR nach den einschlägigen deutschen S3-Leitlinien empfohlen?
   a. Bei Spezifischen Phobien und Sozialer Angststörung.
   b. Bei allen Angststörungen.
   c. Bei Schizophrenie und allen Phobien.
   d. Bei Unipolarer Depression und Spezifischen Phobien.
5. Welche relevante Nebenwirkung kann VR haben?
   a. Cybersickness (Schwindel, Übelkeit).
   b. Ausgeprägtes Hungergefühl.
   c. Tinnitus (insbesondere hochfrequente Ohrgeräusche).
   d. Bewegungsdrang (der Beine).
6. Welche Aussage zu den rechtlichen Rahmenbedingungen trifft zu?
   a. Ein für den Einsatz in der Behandlung von Patient:innen vorgesehenes Gerät muss als Medizinprodukt zertifiziert sein.
   b. Ein im Rahmen einer DiGA eingesetztes Gerät benötigt keine Zulassung als Medizinprodukt.
   c. Für die Durchführung von Interventionen in VR muss vorab ein entsprechendes Zertifikat (VR-Therapeut:in) erworben werden.
   d. Die Nutzung eines VR-Geräts im Rahmen von Interventionen kann über spezielle GOP-Ziffern über Private Krankenkassen, nicht aber über die Gesetzlichen Krankenkassen abgerechnet werden.
7. Wann ist eine VR- einer In-vivo-Exposition vorzuziehen?
   a. Der:die Patient:in hat bereits stärkere Symptome von Cybersickness erlebt.
   b. Der:die Patient:in hat eine hohe Imaginationsfähigkeit.
   c. Der:die Patient:in lehnt eine In-vivo-Exposition ab.
   d. Bei Patient:innen mit Panikstörung.
8. Welche Aussage zu *Behavioral Avoidance Tasks in VR (VR-BAT)* ist richtig?
   a. Bei einem VR-BAT treten keine physiologischen Reaktionen auf.
   b. Bei einem VR-BAT ist nicht mit Verhaltensreaktionen zu rechnen.
   c. Ein VR-BAT eignet sich zur Verhaltensbeobachtung (Selbst- und Fremdbeobachtung).
   d. Während eines VR-BAT dürfen Patient:innen die VR-Brille nicht abnehmen, um die Situation zu vermeiden.

9. Zu welchem Aspekt ist bei der Nutzung von VR keine Aufklärung notwendig?
   a. Ob die VR-Intervention in den Leitlinien zur Behandlung der Störung empfohlen wird.
   b. Über potenzielle unerwünschte Wirkungen wie Cybersickness.
   c. Über Vor- und Nachteile im Vergleich zu einer konventionellen Intervention.
   d. Über die Möglichkeiten zur psychotherapeutischen Behandlung von Nebenwirkungen.
10. Welche der Interventionen in VR wurde bisher nicht entwickelt?
   a. Cue-Exposure für Suchtstörungen.
   b. Habit Reversal bei Psychosen.
   c. Exposition für Soziale Angststörung.
   d. Verhaltensaktivierung für Depressionen.

Beantworten Sie die hier abgedruckten Lernkontrollfragen in unserem Continuing Education Portal und sammeln Sie einfach und bequem Fortbildungspunkte der Kategorie D für Fachkräfte im Bereich Psychotherapie (CE). Der Zugang zu zertifizierten Online-Fortbildungen steht Ihnen rund um die Uhr zur Verfügung. Mehr Informationen zu diesem kostenpflichtigen Service finden Sie unter: ce.hogrefe.com